针刀治疗

脊柱源性疾病 的思路与方法

陈贵全 杨国强 范学慧 主编

四川大学出版社
SICHUAN UNIVERSITY PRESS

图书在版编目（CIP）数据

针刀治疗脊柱源性疾病的思路与方法 / 陈贵全，杨
国强，范学慧主编 . -- 成都 : 四川大学出版社，2024.
6. -- ISBN 978-7-5690-7022-4

Ⅰ . R245

中国国家版本馆 CIP 数据核字第 2024YH4542 号

书　　名：针刀治疗脊柱源性疾病的思路与方法
　　　　　Zhendao Zhiliao Jizhuyuanxing Jibing de Silu yu Fangfa
主　　编：陈贵全　杨国强　范学慧

选题策划：许　奕
责任编辑：许　奕
责任校对：倪德君
装帧设计：胜翔设计
责任印制：王　炜

出版发行：四川大学出版社有限责任公司
　　　　　地址：成都市一环路南一段 24 号（610065）
　　　　　电话：（028）85408311（发行部）、85400276（总编室）
　　　　　电子邮箱：scupress@vip.163.com
　　　　　网址：https://press.scu.edu.cn
印前制作：四川胜翔数码印务设计有限公司
印刷装订：四川五洲彩印有限责任公司

成品尺寸：148 mm×210 mm
印　　张：4.125
字　　数：111 千字

版　　次：2024 年 8 月 第 1 版
印　　次：2024 年 8 月 第 1 次印刷
定　　价：32.00 元

本社图书如有印装质量问题，请联系发行部调换

扫码获取数字资源

四川大学出版社
微信公众号

编委会

张欢欢（西南医科大学体育学院）

张　巡（泸州市古蔺县中医医院）

张治彬（泸州市合江县中医医院）

张　勇（西南医科大学附属中医医院）

陈利莎（西南医科大学附属中医医院）

陈　林（泸州市叙永县中医医院）

陈贵全（西南医科大学附属中医医院）

范学慧（西南医科大学）

林思睿（西南医科大学附属中医医院）

易　锦（泸州市纳溪区安富街道社区卫生服务中心）

金玉峰（泸州市中医医院）

金世权（合江健欣医院）

胡虞夑（宜宾市长宁县中医医院）

贺　强（宜宾市江安县中医医院）

袁燕琳（西南医科大学体育学院）

郭曦法（宜宾市南溪中医医院）

曹建洋（萍乡学院）

龚建强（泸州市古蔺县中医医院）

蒋奎娄（西南医科大学附属中医医院）

曾　强　泸州市妇幼保健院（泸州市第二人民医院）

蒲长知（西南医科大学附属中医医院）

蒲先勇（江阳区第二人民医院）

虞记华（西南医科大学附属医院）

序

　　《针刀治疗脊柱源性疾病的思路与方法》是由西南医科大学陈贵全教授、杨国强博士和范学慧博士主编，基于真实临床案例，系统归纳针刀治疗脊柱源性疾病的思路与临床操作方法的一部具有指导性的针刀相关著作。

　　作者经过长时间的临床探索与实践，将针刀治疗脊柱源性疾病的临床诊疗思路与诊疗方法整理成书。本书以针刀医学、解剖学、中医整体与局部观为指导，根据人体"对应补偿原理"进行全面分析判断，通过大量临床案例证实了针刀治疗脊柱源性疾病具有良好的临床疗效。本书总结提炼的诊疗思路与方法值得广大临床工作者借鉴学习。

　　全书以理实结合、由理入实的形式撰写，系统阐明人体"对应补偿原理"的核心概念，提供临床案例，图文并茂地进行诊疗思路介绍与针刀操作示范，能高效指导针刀在临床工作中的实践应用。

作者凭借丰富的临床诊疗经验和独到的见解，为读者提供了宝贵的实践指导和思考启示，无论是临床针刀从业人员、医学专业学生，还是对针刀感兴趣的读者，都能从此书中获益。

我在临床工作中也遇到无数受脊柱源性疾病困扰的患者，针刀治疗脊柱源性疾病是可行的，并且效果显而易见。本书以理论与实践操作相结合的方式进行阐述，是针刀治疗脊柱源性疾病这个领域的一部思路清晰、内容简明、创新性高、实践性强的著作，值得广大针刀爱好者阅读，相信它会给大家带来启发。

郭长青

北京中医药大学针灸推拿学院

2024 年 5 月

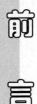

前言

脊柱源性疾病是指脊柱的骨、关节、椎间盘及椎周软组织遭受损害或退行性改变，在一定诱因作用下，发生脊椎关节错位、椎间盘突出、韧带钙化或骨质增生等病理改变，直接或间接对神经根，椎动、静脉，脊髓或交感神经等产生刺激或压迫而引起的临床综合征。脊柱源性疾病患病率高、复发率高。

临床上中西医治疗脊柱源性疾病的方法众多，大多以对症治疗为主。西南医科大学附属中医医院陈贵全教授、杨国强博士带领治疗团队专注于针刀治疗脊柱源性疾病的疗效研究，发现针刀治疗脊柱源性疾病疗效显著，帮助很多患者摆脱了疾病困扰。陈贵全教授、杨国强博士团队收集了近五年的治疗案例，并将中医的整体观与现代医学理论相结合，根据人体"对应补偿原理"进行全面分析，按不同脊柱部位疾病的典型案例，基于思路和诊疗方法整理成文。

  《针刀治疗脊柱源性疾病的思路与方法》逻辑清晰，由理入实、理实结合，深入浅出，临床指导性、可操作性强，适合临床工作者乃至初学者学习。本书中主要论述了针刀治疗脊柱源性疾病的思路与临床操作方法，将中医的整体观与现代医学理论相结合，通过详细的病史采集及查体，运用针刀直接刺激和分离脊柱两侧软组织结节，解除神经的受压症状，通过刺激神经、调节神经代谢、改善神经功能失调，恢复神经支配区域的正常生理功能，以达到平衡自主神经、改善微循环的目的。

  本书不仅论述了脊柱源性疾病的发生机制、病种分类、局部解剖、针刀治疗，还提到了闭合性手术理论、慢性软组织损伤理论、经络理论、人体弓弦力学系统和网眼理论等，这些都是笔者多年临床经验沉淀下来的精华。本书侧重针刀在实际案例中的应用，结合了大量不同部位脊柱源性疾病的真实案例并对案例做了详尽的诊疗思路分析和操作指导，配以实操图解，帮助读者更形象具体地掌握操作方法并应用于临床。

  弘扬和推动针刀医学发展任重道远，笔者愿与各位同仁一道继续探究针刀的魅力，践行医者仁心的初衷与使命。

目录

第一章 总 论

第一节 脊柱源性疾病相关理论

一、定义

脊柱源性疾病是指脊柱的骨、关节、椎间盘及椎周软组织遭受损害或退行性改变，在一定诱因作用下，发生脊椎关节错位、椎间盘突出、韧带钙化或骨质增生等病理改变，直接或间接对神经根，椎动、静脉，脊髓或交感神经等产生刺激或压迫而引起的临床综合征。

二、病因

脊柱源性疾病的发生与很多因素有关，如解剖结构、年龄、体质及职业等。不同病因引起的病理变化存在一定规律，即脊柱的内外平衡失调。掌握各种病因引起的此类疾病的病理变化规律，有助于深入了解脊柱源性疾病的本质，从而有效地指导治疗。

（一）外因

1）急性损伤（直接或间接损伤）：扭伤、闪挫、撞击、滑跌等。

2）慢性损伤（积累性劳损）：与职业、不良生活习惯相关。

3）邻近组织的炎症累及。

4）风寒湿邪等侵入。

（二）内因

1）年龄：人体的组织随着年龄增长而发生不同程度的变化，这就是退行性改变。而脊柱的退行性改变在临床上主要表现为椎间盘变性及骨质增生等。椎间盘变性在 25 岁左右就开始了，最先发生退行性改变的部位是纤维环，然后是髓核、软骨板。椎间盘变性是均衡发生的，如果某个椎间盘受到损伤，即使是轻微损伤，其引发的相应范围的临床表现也较为突出。此椎间盘的椎间隙变窄，但仍维持前稍宽于后，X 线检查清晰度亦较好，相对边缘的骨质密度增高伴稍增宽改变。骨质增生主要发生在有解剖移位的椎骨。它是一个代偿机制，由于椎骨发生解剖移位，原来的横向平衡中的内平衡就会失调，椎间关节的关节囊松弛，导致此椎间小关节的稳定性差，小关节面的磨损加重，引发局部出血并形成血肿，加上钙沉积，经机化后形成骨质增生。骨质增生若得不到及时合理的纠正，其随年龄的增大而程度加重。由于退行性改变的存在而致椎间隙变窄，椎间软组织松弛，在一定诱因作用下，易发生解剖移位，从而对相应的神经、血管、脊髓或神经等造成刺激而出现临床症状。

2）精神因素：长期处于精神紧张，背部肌肉不能放松，左右两侧肌肉张力不等的状态，高张力一侧肌肉持续收缩，血液循环障碍、卡压神经就会导致头昏、头痛、背痛等。

3）内分泌失调：内分泌失调使脊柱的退行性改变进展加快，椎骨易失稳，导致解剖移位而诱发脊柱源性疾病。

4）先天畸形：隐裂、椎骨融合、颈肋、颅底凹陷症等。由于脊柱稳定性差，上、下部的椎间小关节的负担加重，使其易于劳损，且代偿功能差，小的外力即可诱发脊柱源性疾病，且症状往往比一般人严重。

三、病理

（一）解剖移位

由于椎间盘退行性改变，椎间关节受挤压，相应的关节囊及其周围韧带松弛，椎间孔纵径缩短，外力作用致伤或椎间组织劳损均易导致解剖移位（错位、错缝），使神经、血管等受刺激而出现相应的临床症状。

（二）椎骨失稳

由于椎间隙变窄，关节突关节（后关节）承受压力增大，关节囊及周围韧带松弛，椎骨的结构稳定性变差，如遇上无防备的外力作用或不协调的动作，可导致关节错位或错缝，即关节不完全脱位。关节面的正常关系发生改变，不仅相应的部位出现临床症状，还可直接影响或通过神经反射间接影响相应的神经、血管，使肢体或内脏器官出现相应症状。椎骨失稳多不是单个，是多节段、多方位的联合动作，可以沿垂直轴、冠状轴、矢状轴旋转或平移，这种解剖移位发生后，使椎骨内容物减少，导致神经管、椎动脉受刺激以及小关节紊乱，导致肌肉、韧带、筋膜等软组织的异常张力增加，引发一系列的功能失调。

（三）椎周软组织改变

1）黄韧带肥厚：受损后，若得不到及时合理的治疗，加上长期受牵拉（低头工作、高枕睡眠）或椎骨失稳，常使黄韧带负担过重，从而导致肥厚，如再向椎管内折叠，压迫神经根或脊髓，就会出现相应的临床症状。

2）前、后纵韧带损伤：可发生出血、血肿、水肿，在机化的过程中，钙沉着下来，导致钙化、骨化，压迫邻近组织出现临床症状。

3）椎旁相关肌肉的改变：椎周肌肉急性或慢性损伤，可导致骨附着处的肌腱发生撕裂，造成局部出血、血肿形成或血管渗透性增高而导致疼痛、酸胀等临床症状。

4）椎间盘内压改变：当椎间盘受损后，椎间盘内压发生改变，压力从破损处逸出，导致椎间隙变窄，相应的椎间关节失稳、磨损增大，刺激相应的神经根或脊髓，导致临床症状。

5）项韧带在颈部增宽、增厚：当颈椎失稳后，同样造成局部出血、血肿、水肿形成，或因损伤后修复过程中有钙沉着而形成钙化或骨化。

（四）神经改变

神经根可受到突出的髓核、变狭窄的椎间孔或前述的骨质增生的刺激等而引起临床症状。如仅刺激后根可出现麻木或酸胀不适。如仅刺激前根，可出现运动障碍，在临床上表现为肌无力、肌萎缩、远端疼痛、麻木等。若前后根汇合处受刺激，则出现运动障碍及感觉障碍。在椎间孔处尚可累及神经根袖，使此局部的结缔组织增生，造成牵拉或粘连，从而加重临床症状。

（五）体液改变

1）血液流变学：血细胞比容、血浆浓度、全血黏度、纤维蛋白原等均增高，全身或局部的血液流速改变合并紊乱，血液呈异常的浓、稠、黏、凝状态，使血液循环发生障碍。

2）微循环：局部毛细血管扩张，通透性增高，血流缓慢，导致局部血液循环障碍。

3）椎动脉的血流动力学：椎动脉受刺激（压迫或牵拉）或扭曲、痉挛等，造成椎－基底动脉供血不足，导致眩晕或晕厥。

4）血管紧张素Ⅱ：由于缺氧、缺血，肾产生的肾素转化为血管紧张素Ⅰ，经肺循环时，转换成血管紧张素Ⅱ。血管紧张素Ⅱ对血管产生刺激而使之痉挛，导致外周血压升高。

5）炎性介质：组织细胞损伤后或有炎症时，可释放多种化学物质，这些物质对致痛起重要作用，称为炎性介质。

（1）K^+ 和 H^+：组织受损或有炎症时，组织细胞释放出 K^+、H^+。K^+ 浓度达到 $10\sim15mmol/L$ 时有致痛作用。局部循环障碍常用 H^+ 浓度来测量，当 pH 值下降至 5.3 以下时可致痛。K^+、H^+ 也是肿瘤、类风湿关节炎、椎间盘纤维破裂等的主要致痛因素。

（2）组织胺：肥大细胞、嗜碱性粒细胞、血小板等受到机械、放射、化学损伤，可释放出组织胺，其浓度达 $10^{-5}g/L$ 时可致痛，浓度低则有痒感 [$(10^{-7}\sim10^{-5})$ g/L 时]。

（3）5-羟色胺（5-HT）：存在于血小板、肥大细胞、肠道嗜铬细胞内，当受到炎症刺激时，血管通透性升高，血小板破裂而释放出 5-HT，其致痛浓度为 $10^{-7}g/mL$，是外周致痛物质，在中枢起抑制作用。

（4）激肽素：炎症刺激可损伤血管内皮细胞，激活血浆激活因子Ⅻ，从而激活激肽系统，引起血管通透性升高而使组织水肿加重，并引起疼痛。

（5）P物质：一种肽类活性物质，属神经肽，为痛觉递质，在痛觉初级传入纤维的末梢中含量较高，作用于痛觉神经元，特别是脊髓的第一级痛感觉神经元。

四、分类

1）骨伤外科类疾病：颈椎病、腰椎病、慢性软组织损伤、第三腰椎横突综合征、梨状肌综合征、膝关节骨性关节炎、肱骨外上髁炎（网球肘）、跟痛症、肩周炎、肩颈病、坐骨神经痛、关节强直、各种肌肉挛缩、上交叉综合征和四肢发凉、发热、麻木等感觉异常。

2）风湿免疫类疾病：类风湿性关节炎、强直性脊柱炎等。

3）皮肤疾病：带状疱疹、带状疱疹后遗神经痛、神经性皮炎、银屑病、变异性皮肤性血管炎等。

4）内科疾病：颈源性头痛、颈源性眩晕、失眠、高血压、高脂血症、阵发性心动过速、窦性心动过缓、脂肪肝、支气管哮喘、自主神经功能紊乱等。

5）儿科疾病：先天性斜颈、先天性髋关节脱位等。

6）妇科疾病：功能性子宫出血、闭经、痛经、慢性盆腔炎等。

7）五官科疾病：颈性失明、耳鸣、眉棱角痛、慢性咽炎、慢性扁桃体炎、慢性喉炎、周围性面瘫、面肌痉挛等。

第二节　脊柱源性疾病诊疗思路

一、针刀治疗脊柱源性疾病的作用机制

运用针刀治疗，可以直接刺激和分离脊柱两侧软组织结节，解除神经的受压症状，以及通过刺激神经、调节神经代谢、改善神经功能失调，恢复神经支配区域的正常生理功能，以平衡自主神经、改善微循环，治疗脊柱源性疾病。概括起来，针刀治疗脊柱源性疾病的作用机制如下：

1）"针"与"刀"合一，通过激发经气、疏通气血，起到镇痛作用。

2）松解脊柱周围组织，缓解神经、血管的压迫。

3）刺激神经，通过神经传导治疗病变部位。

4）改善电生理指标。

5）调节力平衡，恢复动态平衡。

二、脊柱源性疾病的针刀治疗思路

(一) 学会用整体观思考问题

脊柱是人体的中心部分,是全身器官、肌肉组织的中心,且脊柱椎管内脊髓发出分支支配全身组织器官。斜方肌、背阔肌、头夹肌、颈夹肌、斜角肌、头半棘肌、胸半棘肌、腰方肌、腰大肌等肌肉的起点或止点附着于脊柱,肢体远端肌肉组织均与上述肌肉有直接或间接的联系。全身血管多与神经伴行。因此把脊柱作为我们的中心轴面,在脊柱周围寻找阳性点,并结合临床查体、弓弦理论等,治疗阳性点及矫正脊柱侧弯,掌握各个连接脊柱的肌肉起止点,通过松解脊柱周围软组织,改善脊柱周围血管和神经的压迫,进一步改善局部或远端血液循环,促进损伤组织的修复,缓解疼痛症状等;同时交感神经的节前纤维在椎旁神经节和椎前神经节换元,当患者出现自主神经功能紊乱时,可通过刺激颈交感干、胸交感干、腰交感干,改善自主神经功能紊乱的症状。

椎旁阳性点是指脊柱及两侧的异常变化。阳性点越靠近椎体及压痛越明显,临床诊断及治疗意义就越大。

对于脊柱源性疾病,椎旁阳性点反应率较高,如肱骨外上髁炎患者可在 C_2 棘突或胸椎棘突找到阳性点,针对顽固性肱骨外上髁炎,其阳性点的小针刀治疗可取得较好疗效。如跟痛症、膝关节疼痛等,可在胸椎、腰椎棘突旁找到阳性点,同时对该阳性点行针刀松解治疗,缓解肌肉牵拉及痉挛,即可使疼痛反应消失。当然,在临床工作中,不是每个疾病在椎旁都可找到明显阳性点。肌肉起点处也可找到阳性点,如肱骨外上髁炎患者可出现同侧 C_2 棘突压痛、头痛,亦可出现第 1 肋骨面压痛,在治疗过程中,利用小针刀松解阳性点,可出现疼痛缓解或消失的情况。

在临床观察案例中，我们可以发现，其局部肌肉痉挛、牵拉，可使相对应的神经根受到压迫从而导致疼痛症状，通过松解其痉挛肌肉，解除神经根压迫，疼痛即可缓解或消失。

脊柱是人体的中轴骨骼，是身体的支柱。脊柱的生理弯曲，使脊柱如同一个弹簧，能增加其缓冲震荡的能力，加强姿势的稳定性。脊柱生理弯曲变化，可导致相应的临床症状。

正常情况下，颈椎的生理曲线向前凸。颈椎及颈部软组织慢性损伤或退行性改变引起脊柱内外力学平衡失调，压迫或刺激颈部血管、神经、脊髓等引起头痛、头晕、视物模糊、耳鸣等头部症状，还可引起颈、肩臂、上肢、胸背部疼痛，以及上肢乏力及感觉异常。压迫交感神经引起心悸、胸闷、恶心、呕吐等症状。压迫脊髓引起四肢感觉障碍等。

正常情况下，胸椎的生理曲线向后凸。在整个脊柱中，胸椎位于颈椎下端，由于胸廓的支撑，在生物力学方面，其活动度小、活动频率低，相对平衡稳定。但临床发现脊柱侧弯在颈胸段或胸腰段较多。胸椎的脊髓侧角发出的交感神经纤维所构成的椎前交感神经节和椎旁交感神经节分布在脊柱两侧。颈椎旁的椎旁交感神经节，其神经纤维来自胸椎。颈椎椎旁交感神经的下节与胸椎上节交感神经节构成了星状神经节。因而若颈胸关节出现软组织损伤、小关节错位，刺激或压迫星状神经节可引起近百种脊柱源性疾病。而胸椎所致的脊柱源性疾病大部分与胸椎所对应的同名内脏相关联，多引起呼吸系统、循环系统、消化系统及泌尿系统的症候群。

正常情况下，腰椎的生理曲线向前凸。长期姿势不良，局部过度受力，可造成腰部软组织的慢性损伤，形成腰肌劳损等慢性腰痛，此种腰痛也称姿势性腰痛。长期不良姿势导致腰椎周围韧带及肌肉等组织出现劳损，使腰椎间关节的稳定性降低，极易诱发腰椎生理曲度变直。腰部的肌肉是维持腰椎稳定性的重要辅助结构，腰部肌肉损伤会牵拉腰椎，使腰椎结构的稳定性丧失，从而诱发腰椎生理曲度变直。腰椎及椎间盘发生退行性改变后，承受的压力随之减小，当椎间盘的纤维环破裂、髓核脱出时，会导致腰椎的生理结构发生相应的改变，使相应的腰椎椎间隙出现前窄后宽的病理改变，进而使腰椎的生理曲度变直。腰椎生理曲度改变，使固定腰椎结构的肌肉需要长时间处于紧张的拉伸状态才能继续固定腰椎。若腰椎的神经、血管等受到压迫或刺激还可出现腰痛，下肢疼痛、麻木及感觉丧失等症状，若累及马尾神经，还会出现大小便功能障碍及下肢的不完全性瘫痪症状。从整体来看，腰部肌肉的过度拉伸或痉挛，还可引起同腰部肌肉相衔接的肌肉发生力学改变。

（二）注重整体与局部的联系

整体可影响局部，局部病变亦可引起整体病变。当脊柱及其周围软组织出现病变后，直接或间接对神经根、血管、脊髓或交感神经等产生刺激或压迫，导致相应的临床症状。脊髓发出的神经又支配着躯体和四肢的感觉、运动，躯体的运动依赖于肌肉、筋膜等的协调活动。因此，当局部病变长时间未得到合理纠正时，随着肌肉的过度牵拉，局部神经、血管出现卡压，一方面可出现远端的运动、感觉障碍，另一方面可出现脊柱的肌肉力学失调，从而进一步加重局部病变。因此，注重整体与局部的联系，当局部出现病变时，一方面注意解除局部血管、神经的卡压，另一方面结合脊柱阳性点检查，改善脊髓及神经根的供血以及解除神经根的压迫，同时结合弓弦理论，使脊柱附着肌肉达到生理环境的相对平衡。

（三）对脊柱与交感神经的认识

交感神经元位于脊髓胸腰段的侧角内，其纤维由相应脊髓段发出，终止于椎旁神经节或椎前神经节，称为节前纤维。节前纤维较粗,有髓鞘,进入神经节更换神经元后发出较长的节后纤维到达效应器官。椎旁神经节在脊柱两侧联合成两条交感神经链。节前纤维在离开脊髓后可能在交感链内上行或下行数节段,然后终止于神经节。同样,节后纤维也有许多分支分别支配效应器官的不同细胞。

1)交感干:交感干为紧靠脊柱两侧的链状结构,由膨大的交感神经椎旁神经节及其间的节间支连接而成。交感干借交通支与相应脊神经前支相连。交感干左、右各一,对称地纵列于脊柱两侧、椎体的前外侧面,上起 C_2,下至尾骨。交感干除交感神经节外,内含交感节前纤维、节后纤维及少量内脏传入纤维。每条脊神经均借一个以上的细交通支与同侧交感干相连。其中包括颈交感干、胸交感干、腰交感干及骶交感干。

2)交感神经与副交感神经:副交感神经包括两个低级中枢。①脑干的副交感核:包括Ⅲ-动眼神经副核、Ⅶ-上泌涎核、Ⅸ-下泌涎核和Ⅹ-迷走神经背核。由副交感神经发出的纤维称为副交感神经纤维,节前纤维在相应的副交感神经节换元后发出节后纤维到达效应器官。②骶髓 2~4 节段的骶副交感核:副交感神经核发出节前纤维组成盆内脏神经,加入盆丛,节前纤维在相应的副交感神经节换元后发出节后纤维到达效应器官。人体在正常情况下,交感神经和副交感神经相互平衡制约,当一方起正作用时,另一方则起负作用,很好地平衡协调和控制身体的生理活动。多数器官同时接受交感神经和副交感神经的双重支配,交感神经和副交感神经对同一器官的作用既相互拮抗又相互统一。

3)星状神经节:由颈下神经节与第一胸交感神经节融合而成。颈部交感神经节位于颈血管鞘的后方、颈椎横突的前方。一般每侧有 3 个交感神经节,分别称为颈上神经节、颈中神经节和颈下神经节。颈下神经节位于 C_7 横突前方、椎动脉起始部的后方,常与第 1 胸交感神经合并。星状神经节多位于 C_7 横突至第

1肋顶高度、T_1高度或距C_7下缘上方1cm，其中以C_7横突至第1肋顶高度多见。星状神经节内侧为颈长肌，外侧为前斜角肌及膈神经，前方为颈动脉鞘，下前方为锁骨下动脉第1段、椎动脉起始部、肺尖和胸膜顶，前外侧为甲状颈干、头臂静脉。椎动脉和椎静脉靠近节的上端。其深面为C_8神经的前支，后内侧为椎动脉，后外侧为颈内干，前内侧为胸导管。

4）自主神经：主要支配心肌、平滑肌、内脏活动及腺体分泌，受大脑皮质和下丘脑的支配和调节，不受意志所控制，又称为植物神经。如果自主神经的平衡被打破，那么便会出现各种各样的功能障碍。

自主神经系统支配器官及内分泌腺、汗腺的活动和分泌，并参与调节葡萄糖、脂肪、水和电解质代谢，以及体温、睡眠和血压调节等。因此自主神经功能紊乱时，其临床表现可涉及全身多个系统，如心血管系统、呼吸系统、消化系统、内分泌系统、代谢系统、泌尿生殖系统等，患者自觉症状繁多。有的患者可出现胸闷、憋气、心慌、濒死感，以及胃痛、胃胀、呕吐、腹泻等。有的患者表现为头痛头晕、视物模糊、失眠、健忘、皮肤发麻、皮肤发痒，以及周身发紧、僵硬不适，四肢麻木，手脚心发热，周身皮肤发热、发凉，但体温正常，全身阵热阵汗，或全身有游走性疼痛、游走性异常感觉，女子出现月经不调、痛经，男子出现遗精、阳痿等。患者常伴随焦虑、紧张、抑郁等。

第三节　针刀医学基础

一、针刀相关概念

1）针刀：针刀是集合了针灸针和手术刀两者的特点，以针刺的理念刺入人体组织，然后完成切开、牵拉及机械刺激等一系列治疗操作的器械。

2）针刀疗法：是在针刀医学理论指导下，以针刀为主要工具，以解剖学为支撑，参考外科技术形成的一种新的治疗方法。

3）针刀医学：是以针刀基本理论为指导，以针刀为工具，以针刀疗法为手段来防治疾病的新兴学科，研究针刀疗法的作用效应、作用机制及作用规律。

二、针刀基本理论

（一）闭合性手术理论

闭合性手术是以人体运动系统病变规律和解剖结构为依据，在非直视条件下通过小切口进行某些类似手术的操作。针刀闭合性手术的特点有三：一是切口小，二是非直视手术，三是技术操作有限。切口小是指针刀刃宽为毫米级别，通常在1~3mm，所以针刀刺入皮肤及各层组织后留下的切口也是非常小的。非直视手术操作的前提是对运动系统解剖结构熟练掌握。在操作的同时也能根据患者的感受调整。针刀只能实现切开、牵拉和机械刺激等。因此针刀技术需要严格筛选适应证，不能像传统手术进行大范围术式操作。

（二）慢性软组织损伤理论

软组织是人体运动系统的重要组成部分，分布范围广泛，负责一部分运动功能，受到损伤的概率较大。软组织损伤后，在多数情况下进行纤维性修复，形成与原组织不同的纤维性结构。软组织的纤维性改变和适应性改变可能影响人体正常的生理功能，成为致病因素。

探讨软组织的生理和病理改变离不开人体力学。人体力学是利用相似的机械操作和物理定理来研究人体各种活动的学科，它基于人体生理解剖学、理论物理学等知识，研究人体运动器官的结构、功能和运动规律，从而指导人体防护和保健。

综上，当人体软组织发生病理改变时，组织的力学结构也发生改变，这将直接影响运动系统及力学平衡。针刀可以通过对软组织病灶的干预来调整人体力学平衡，达到治疗疾病的目的。

（三）骨质增生理论

骨骼结构受到生物力学影响，可进行自适应调节，以维持骨骼结构应力平衡。为达到平衡的最佳状态，局部软组织应力增高，时间过久即刺激其在骨面上附着点形成骨赘，造成局部骨质增生。

（四）经络理论

中医认为经络内属脏腑，外络肢节，沟通人体表里，行气血、通阴阳。现代生理学认为只有神经体液综合调节才能维持机体内外环境的稳定。因此有人提出经络与神经体液调节学说，推论经络与神经体液的功能密切相关。经络对全身的调节功能和针刺穴位引起的各种效应，实际上是通过神经反射或神经体液的综合调节功能实现的，这些可能就是经络的功能和物质基础。因此针刀刺入人体组织后产生的作用与普通毫针刺入穴位有相似之处，针刀在特定部位对粘连的变性组织进行松解切割，比毫针提插捻转的效果强数倍，能更有效地疏通经络、舒畅气血、调节阴阳。

（五）人体弓弦力学和网眼理论

人体弓弦力学运用弓箭的组成结构和受力模式、力学传导方式，去认识人体解剖结构，是研究骨连接力学结构及力传导方式的一种解剖系统。一副完整的弓箭由弓、箭、弦组成，弓与弦的连接部分称为弓弦结合部。在弦的牵拉作用下，弓按照弦的拉力形成一个闭合的力学系统。弓弦力学将人体骨骼定义为弓，连接骨骼的软组织定义为弦，在皮肤、皮下、神经、血管、滑囊、脂肋等组织结构辅助下，完成人体力学传导。人体弓弦可分为单关节弓弦和多关节弓弦。单关节弓弦是人体弓弦力学的基础。根据人体各部位的力学解剖结构，单关节弓弦组成了 5 个多关节弓弦，即头面部弓弦、四肢弓弦、脊柱弓弦、头－脊－肢弓弦及内脏弓弦。当组织发生病理改变，通过粘连、瘢痕、挛缩对受损部位的弦组织进行修复时，势必导致人体弓弦受力异常，当人体不能代偿这种异常时，就会引发软组织损伤的临床表现。

网眼理论认为慢性软组织损伤不是一个点的病变，而是以人体弓弦力学为基础，以受损软组织的行径路线为导向，形成的以点成线、以线成面的立体网络状的病理架构。可以将这种架构看作一张渔网，渔网的各个结点就是弓弦结合部（软组织在骨骼的附着点），是发生粘连、瘢痕、挛缩最集中，病变最重的部位。解决结点的病理改变，能有效改善临床症状。

三、针刀基本操作

（一）持针刀姿势

正确的持针刀姿势是针刀操作准确的重要保证。不同于一般的针灸针和手术刀，针刀是一种闭合性手术器械，在人体内可以根据治疗要求随时转动方向，而且对各种疾病治疗的刺入深度有不同的规定。因此正确的持针刀姿势要求能够掌握方向，并且控制刺入的深度。医者以右手食指和拇指捏住针刀柄，并且和针刀刃在同一个平面内，针刀柄的方向即是刀口线的方向，可用拇指和食指来控制刀口线的方向。针刀柄扁平，呈葫芦状，比较宽阔，方便拇指、食指捏持，便于用力将针刀刺入相应深度。

单手持针刀姿势见图 1-1。

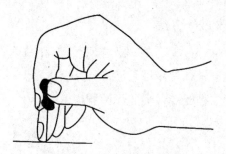

图 1-1　单手持针刀姿势

医者以中指托住针刀体，置于针刀体的中上部位。如果把针刀整体作为杠杆，中指就是杠杆的支点，便于根据治疗需要改变进针角度。无名指和小指置于施术部位的皮肤上，作为针刀体刺入时的一个支撑点，以控制刺入的深度。在针刀刺入皮肤的瞬间，无名指和小指的支撑力与拇指和食指的刺入力的方向是相反的，以防止针刀在刺入皮肤的瞬间，因惯性作用而刺入过深。

在刺入较深部位时使用长型号针刀，其基本持针刀姿势和前述相同，只是要用左手拇指、食指捏紧针刀体下部。一方面起扶持作用，另一方面起控制作用，防止右手刺入针刀时，由于针刀体过长而发生形变，引起方向改变。

双手持针刀姿势见图 1-2。

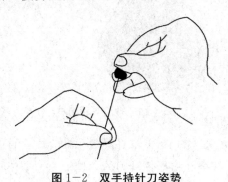

图 1-2　双手持针刀姿势

（二）四步进针刀法

1）定点（图1-3）：在确定病变部位和精确掌握该处的解剖结构后，在进针部位用甲紫溶液（紫药水）做一记号，局部碘酒消毒后再用酒精脱碘，覆盖无菌洞巾。

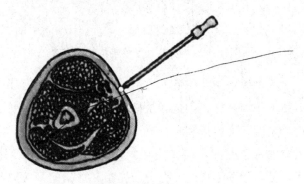

图1-3　甲紫溶液定点图示

2）定向（图1-4）：使刀口线和大血管、神经及肌肉纤维走向平行，将刀口压在进针点上。

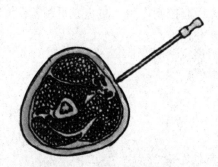

图1-4　针刀定向图示

3）加压分离（图1-5）：在完成第2步后，右手拇指、食指捏住针刀柄，其余3指托住针刀体，稍加压力不使刺破皮肤，使进针点处形成一个长形凹陷，刀口线和重要血管、神经以及肌肉纤维走向平行。神经和血管会被分离在刀刃两侧。

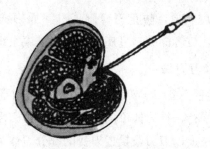

图1-5 针刀加压分离图示

4) 刺入（图1-6）：继续加压，有一种坚硬感时，说明刀口下皮肤已被推挤到接近骨质，稍一加压，即可穿过皮肤。此时进针点处凹陷基本消失，神经和血管即膨起在针刀体两侧，此时可根据需要施行手术进行治疗。

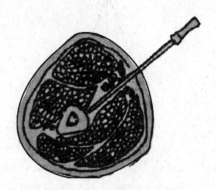

图1-6 针刀刺入图示

必须遵循的4个步骤，每一步都有丰富的内容。定点就是定进针点，定点正确与否，直接关系到治疗效果。定点基于对病因病理的精确诊断、对进针部位立体解剖结构的微观掌握。

定向是在精确掌握进针部位解剖结构的前提下，采取各种手术入路确保手术安全进行，有效地避开重要神经、血管和器官。

加压分离是在浅层部位有效避开神经、血管的一种方法。

刺入时，以右手拇指、食指捏住针刀柄，其余3指支撑，压在进针点附近的皮肤上，防止刀锋刺入过深而损伤深部重要神经、血管和器官，或者深度超过病灶，损伤健康组织。

（三）常用针刀刀法

1）纵行疏通法（图1-7）：针刀刀口线与重要神经、血管和肌肉纤维走向平行，针刀体以皮肤为圆心，刀刃端在体内做纵行的弧形运动。主要以刀刃及接近刀锋的部分刀体为作用部位。

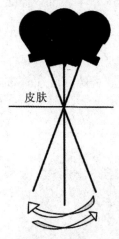

皮肤

图1-7 纵行疏通法图示

其运动距离以"cm"为单位，范围根据病情而定，进刀至剥离处组织时，实际上已经切开了粘连病变组织。如果疏通阻力过大，可以沿着病变组织的纤维走向切开，以顺利进行纵行疏通。

2）横行剥离法（图1-8）：横行剥离法是在纵行疏通法的基础上进行的，针刀刀口线与重要神经、血管和肌肉纤维走向平行，针刀体以皮肤为圆心，刀刃端在体内做横行的弧形运动。横行剥离在纵行疏通的基础上进一步加大粘连、瘢痕组织的松解度，其运动距离以"cm"为单位，范围根据病情而定。

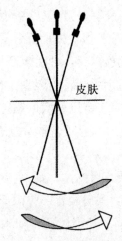

皮肤

图 1-8 横行剥离法图示

纵行疏通法与横行剥离法是针刀手术操作的最基本和最常用的刀法。临床上常将纵行疏通法与横行剥离法结合使用，称为纵疏横剥法。

3）切开剥离法：当几种软组织因为损伤被粘连在一起或血肿机化后形成包块或软组织变硬形成条索等时，针刀刀口线与肌肉、韧带纤维走向平行，针刀体垂直瘢痕部位刺入，针刀刃达病变处时将瘢痕组织切开。

4）铲磨削平法：在骨的边缘、关节周围有骨刺生成，这是附着在骨面的软组织损伤后挛缩、牵拉，日久而发生的增生现象。故治疗时，应将针刀刀口线与骨刺纵轴垂直，针刀体垂直骨面刺入，针刀刃接触骨面后，把附着在骨刺尖部紧张挛缩的软组织切断，消除其牵拉应力，并把骨刺尖部的瘢痕组织铲掉，使锐边磨平。

5）瘢痕刮除法：瘢痕如果在腱鞘壁上、骨面上、肌腹上、肌腱上，针刀治疗时，刀口线与治疗部位软组织的纤维走向平行，针刀体垂直患部皮肤平面刺入达瘢痕组织，针刀沿纵轴方向切几刀，然后反复纵行疏剥，刀下有柔韧感时出针。

6）骨痂凿开法：对于管状骨骨折后因处理不当而致骨折畸形愈合的患者，如有功能障碍，可用针刀先在骨痂部沿原来的骨折断面凿开数孔，然后用手法将畸形愈合的骨干在原断处分开。

7）通透剥离法：对于范围较大的粘连、板结的病变组织无法用一二针来解决。可在板结处选取数点进针把软组织之间的粘连剥开，把与骨面的粘连铲起，软组织之间若有瘢痕也要切开使板结处变松软以达到治疗目的。

8）切割肌纤维法：颈肩腰背部位因部分肌肉纤维过度紧张或痉挛引起顽固性疼痛、功能障碍，如胸锁乳突肌痉挛引起斜颈。针刀刀口线与肌纤维走向平行，针刀体垂直病变组织平面刺达病变部位后，将刀口线调转 90°，切断少量紧张、痉挛的肌纤维使症状缓解。

四、针刀治疗效应

针刀治疗主要通过对软组织的切开、牵拉及机械刺激，达到分离粘连、延长挛缩、减压减张、局部毁损、镇痛等目的，以改善疾病的临床症状。具体效应如下。

（一）分离粘连

在粘连部位用针刀直接切开的锐性方式和牵拉的钝性方式对组织粘连产生一定的松解作用。对于粘连的部位，直接用针刀切开，粘连较大、较多的部位配合纵行或横行摆动针刀，以牵拉粘连组织，能更有效地对粘连组织进行松解、分离。

（二）延长挛缩

在挛缩组织上用针刀切开小切口，然后配合牵拉的方式使挛缩组织延长。这种方式与外壳开放延长术相比，具有创伤小、时间短、术后出血少、术后恢复时间短等优点。

（三）减压减张

当腔隙内压力增高时，针刀切开腔隙外壁，可有效降低腔隙内的压力。例如，对于慢性骨筋膜室综合征，用针刀直接"十"字切开构成骨筋膜室的浅层筋膜鞘，可有效降低室内压力，改善组织供血，减轻临床症状。

（四）局部毁损

针刀切开还有一定的毁损作用。用针刀选择性切断部分神经末梢，削弱神经的兴奋性，改善神经应激状态，减轻神经紧张性肌肉痉挛等症状。

（五）镇痛

针刀刺入组织与毫针刺入组织有一定的相似度，可对刺入部位的神经末梢感受器起到机械刺激作用，引起内源性阿片肽等中枢性神经递质释放，产生镇痛效应。

第二章 应用解剖

第一节 上肢局部解剖

一、上肢肌肉系统

（一）三角肌

三角肌（图 2-1）是一个底向上、尖向下的三角形肌，位于肩部皮下，从前、后、外侧包裹着肩关节，是一块多羽状肌。其前部肌束起自锁骨外侧半，中部肌束起自肩峰，后部肌束起自肩胛冈。止于肱骨三角肌粗隆。作用：近固定时，前部纤维收缩使上臂在肩关节处屈和旋内，中部纤维收缩使上臂外展，后部纤维收缩使上臂在肩关节处伸和旋外。整体收缩，可使上臂外展。此外，该肌对加固和稳定肩关节有一定作用。当手臂处于小于 60°角位置时，此肌外展效率相当低，而在 90°～180°时表现出最大的收缩效果。支配神经：发自脊神经臂丛的腋神经。

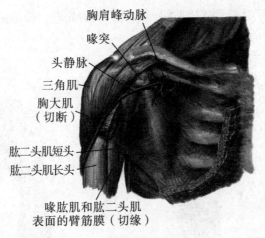

胸肩峰动脉
喙突
头静脉
三角肌
胸大肌
（切断）
肱二头肌短头
肱二头肌长头
喙肱肌和肱二头肌
表面的臂筋膜（切缘）

图 2-1　肩部前面观解剖图示

（二）肱二头肌

肱二头肌（图 2-2）位于上臂前侧，整体呈梭形。肱二头肌属于骨骼肌三大肌群中的四肢肌。肱二头肌有长头、短头。长头起于肩胛骨盂上粗隆，短头起于肩胛骨喙突，二者于肱骨中部汇合为肌腹，下行至肱骨下端，集成肌腱止于桡骨粗隆和前臂筋腱膜。功能：屈曲肘关节及前臂旋后。支配神经：均由肌皮神经支配，来自 $C_5 \sim C_6$ 神经。

（三）肱肌

肱肌（图 2-2）指上臂肌群深层的屈肌，位于肱二头肌下半部分深层，起于肱骨前面下半部分，止于尺骨粗隆和冠突。功能：近固定时，使肘关节屈；远固定时，使上臂向前臂靠拢。支配神经：肌皮神经和桡神经。

（四）喙肱肌

喙肱肌（图 2-2）在大臂的内侧肱肌上端，肱二头肌和肱三头肌之间，起于肩胛骨喙突，止于肱骨内侧 1/2（与三角肌止点对应）。在大臂的内侧肱肌上端，肱二头肌和肱三头肌之间，在大臂上举时能看到喙肱肌。功能：近固定时，使肩关节屈、内收。支配神经：桡神经。

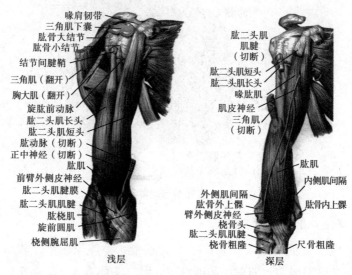

图 2-2　上臂前部肌群解剖图示

浅层　　　　　深层

（五）肱三头肌

肱三头肌（图 2-3）长头起自肩胛骨盂下粗隆，外侧头起于肱骨桡神经沟上后侧，内侧头起于桡神经沟下方整个肱骨干后侧，越过肘关节止于尺骨鹰嘴。功能：伸肘关节，对肩关节有辅助性后伸及内收作用。支配神经：桡神经，起自臂丛神经后束 $C_6 \sim C_8$。

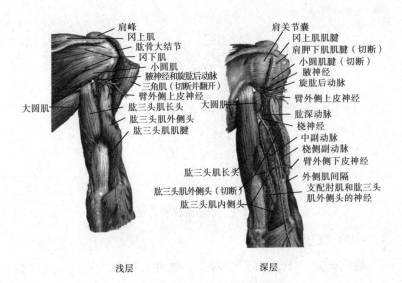

浅层　　　　　　　　　深层

图 2-3　上臂后部肌群解剖图示

（六）肱桡肌

肱桡肌（图 2-4）起于肱骨外上髁上缘的近端 1/3、外侧肌间隔，止于桡骨茎突的底部外侧。作用：近固定时，可使前臂屈；远固定时，可使上臂向前靠拢。支配神经：桡神经。

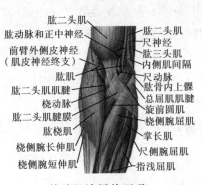

前臂肌浅层前面观

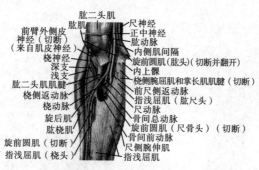

前臂肌中层前面观

图 2-4 前臂浅、中层肌群前面观解剖图示

（七）旋前圆肌

旋前圆肌（图 2-5）分两头：肱骨头和尺骨头。肱骨头起于肱骨内上髁的嵴部、内侧肌间隔及屈肌总起点，尺骨头起于尺骨冠状突，两头在肱桡肌的深面止于桡骨干中 1/3 外侧。功能：前臂旋前，也有一些屈肘功能。支配神经：正中神经，由 C_6～C_7 神经组成。

（八）旋后肌

旋后肌（图 2-5）呈扁平菱形，一部分起于肱骨外上髁、肘关节桡侧副韧带及桡骨头环状韧带，另一部分起于尺骨上端外侧。肌纤维向下，绕过桡骨后外侧，止于桡骨前方。功能：前臂旋后，当屈肘时，由于肱二头肌的协同作用，旋后力量较强。支配神经：桡神经，来自 C_6 神经。

（九）旋前方肌

旋前方肌（图 2-5）起于尺骨远端 1/4 屈侧，肌腹扁平，呈方形，止于桡骨远端 1/4 屈侧。功能：前臂旋前。支配神经：正中神经，来自骨间前神经，由 C_8～T_1 神经组成。

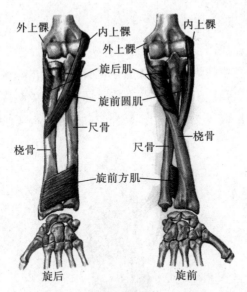

图 2-5 前臂旋转肌群解剖图示

（十）掌长肌

掌长肌（图 2-6）是唯一肌腱在屈肌支持带表面的手部屈肌。当腕部屈曲成杯状时，它会明显地显露出来。掌长肌起于肱骨内上髁及前臂筋膜，下行至手掌皮下的掌腱膜（图 2-6）。功能：近固定时可屈曲腕部并拉紧掌腱膜，防止较长时间抓握器械使手掌侧的血管、神经受到压迫，还可以屈曲前臂。支配神经：正中神经。

（十一）桡侧腕屈肌

桡侧腕屈肌（图 2-6）起自屈肌总起点以及前臂近端屈肌深筋膜。在前臂远端，其肌腱表浅，在腕部桡侧大多角骨处形成单独腱鞘，其腱向前止于第 2 掌骨基底。功能：是强有力的屈腕肌，同桡侧腕伸肌协同也有使腕关节桡偏的作用。支配神经：正中神经，来自 $C_6 \sim C_7$ 神经。

（十二）尺侧腕屈肌

尺侧腕屈肌（图 2-6）的肱骨头起自屈肌总起点、前臂近端屈肌筋膜及肌间隔。尺侧头起于尺骨鹰嘴的内侧缘、尺骨上部后侧缘，其肌腱止于豌豆骨。功能：屈腕。尺侧腕屈肌及尺侧腕伸肌协同腕尺偏。支配神经：尺神经，来自 $C_8 \sim T_1$ 神经。

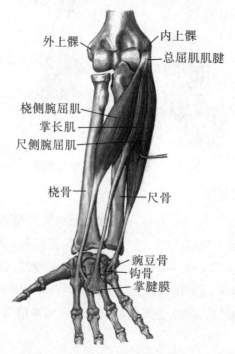

图 2-6　前臂掌侧肌群解剖图示（1）

（十三）指浅屈肌

指浅屈肌（图 2-7）内侧头起自屈肌总起点、尺侧副韧带及尺骨冠突基底的内侧缘，外侧头起自桡骨中上 1/3 处的屈侧。其肌腱分成四股，在前臂下端排成两层，浅层二肌腱至中指及环指，深层二肌腱至示指和小指。在近节指骨中部，指浅屈肌肌腱分成两束，并转向指深屈肌肌腱的背侧，两束相互交叉后止于中节指骨中部。指浅屈肌的肌腱较为独立，可以分别屈曲手指。功能：屈曲近侧指间关节，在屈指后继续收缩，还可屈曲掌指关节。支配神经：正中神经，由 $C_8 \sim T_1$ 组成。

（十四）拇长屈肌

拇长屈肌（图 2-7）起自桡骨干屈侧 1/3 及骨间膜，其肌腱位于肌腹一侧，在腕管内位于桡侧的最深层，经拇指内的腱鞘，止于拇指末节指骨基底，此肌在手掌内无蚓状肌及肌腱附着。功能：屈曲拇指指间关节，继续作用可屈曲掌指关节。支配神经：正中神经，由 $C_8 \sim T_1$ 神经组成。

（十五）指深屈肌

指深屈肌（图 2-7）起于尺骨屈面近侧 1/3～1/2、骨间膜及深筋膜。其肌腹较大，可分为两部分：外侧部分形成一独立的肌腱至示指。内侧部分较大，形成一粗大的肌腱，致腕部分成三股，分别至中指、环指及小指。在进入手掌之前，三股肌腱排列成片状，并无明显界限，因此只有示指具有独立屈指功能。指深屈肌止于示指、中指、环指、小指末节指骨基底。功能：主要屈曲远侧指间关节，继续作用可屈曲近侧指间关节。在屈曲手指关节后还可以屈曲掌指关节。神经支配：正中神经及尺神经，由 $C_8 \sim T_1$ 组成。正中神经支配示指指深肌肌腱、中指指深肌肌腱，尺神经支配环指、小指的指深肌肌腱。

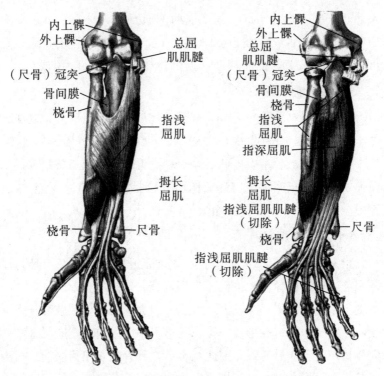

图 2-7　前臂掌侧肌群解剖图示（2）

（十六）拇长展肌、拇短伸肌

拇长展肌（图 2-8）起于旋后肌的下方，包括尺骨、桡骨及骨间膜，向下在桡骨远端与拇短伸肌肌腱共同通过腕背第 1 纤维骨性鞘管，止于第 1 掌骨基底的外侧。

拇短伸肌（图 2-8）起于桡骨背侧、拇长伸肌起点的远端及骨间膜，和拇长展肌一起通过第 1 鞘管，止于近节指骨基底的背侧。

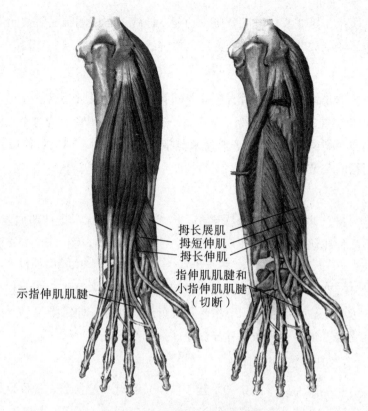

拇长展肌
拇短伸肌
拇长伸肌
指伸肌肌腱和
小指伸肌肌腱
（切断）

示指伸肌肌腱

图 2-8　前臂伸指肌群解剖图示

　　拇长展肌并不是拇外展肌，拇长展肌收缩可以牵拉第 1 掌骨斜向桡背侧，并同时旋后，使拇指指腹和手掌位于同一平面。拇短伸肌的功能是伸展拇指掌指关节。

　　支配神经：均由桡神经支配，来自 C_6～C_7 或 C_6～C_8 神经纤维。

（十七）桡侧腕长伸肌、腕短伸肌

　　桡侧腕长伸肌（图 2-9）起自肱骨外上髁嵴下 1/3（肱桡肌起点下方，在腕部第 2 纤维鞘管通过），桡侧腕短伸肌起自肱骨外上髁伸肌总起点。桡侧腕长伸肌止于第 2 掌骨基底背侧，腕短伸肌止于第 3 掌骨基底背侧。功能：伸腕，与桡侧腕屈肌共同作用可使腕关节桡偏。支配神经：桡神经支配，由 $C_6 \sim C_7$ 组成。

（十八）拇长伸肌

拇长伸肌起于桡骨背侧并骨间膜，在拇长展肌起点下方［其肌腱（图 2-9）在桡骨下端背侧经过第 3 纤维鞘管，绕过 Lister 结节后斜向桡侧］，止于拇指末节指骨基底背侧。功能：伸展拇指指间关节及掌指关节。支配神经：桡神经，由 $C_7 \sim C_8$ 组成。

（十九）指总伸肌

指总伸肌起于伸肌总起点，形成四条肌腱（示指伸肌肌腱、中指伸肌肌腱、环指伸肌肌腱和小指伸肌肌腱，图 2-9）分别达到 2~5 指，在掌指关节远端分为三束，中央腱束止于中节指骨基底背侧，两侧腱束在近侧指间关节背侧两旁向前，在中节指骨远端汇成一股止于末节指骨基底背侧。功能：伸掌指关节及指间关节。神经支配：桡神经深支，来自 $C_6 \sim C_8$ 神经。

（二十）尺侧腕伸肌

尺侧腕伸肌（图 2-9）起于伸肌总起点和尺骨上 1/2 后缘及深筋膜。在腕背部其肌腱经过第 6 纤维鞘管，止于第 5 掌骨基底背侧。功能：伸腕，腕尺偏。支配神经：桡神经，来自 $C_6 \sim C_8$ 神经。

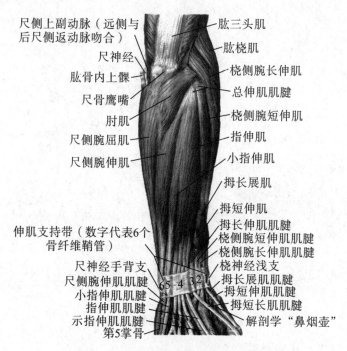

图 2-9 前臂浅层肌群后面观解剖图示

二、上肢神经系统

（一）臂丛神经

臂丛神经（图 2-10）由 $C_5 \sim C_8$ 神经前支与 T_1 神经前支大部分组成，经斜角肌间隙穿出，行于锁骨下动脉后上方，经锁骨后方进入腋窝，臂丛 5 个根的纤维先合成上、中、下三干，由三干发出分支围绕腋动脉形成内侧束、外侧束和后束。分支主要分布于上肢，有些小分支分布于胸上肢肌、背部浅层肌和颈深肌。主要的分支有胸背神经、胸长神经、腋神经、肌皮神经、正中神经、桡神经、尺神经。臂丛神经主要支配上肢和肩背、胸部的感觉和运动。

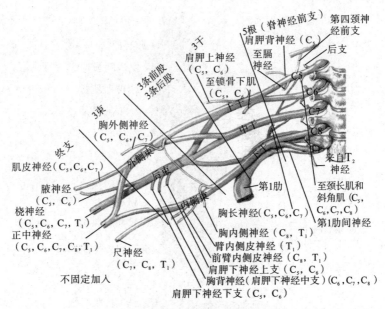

图 2-10　臂丛神经解剖图示

（二）正中神经

正中神经（图 2-11）以两根分别起于内、外侧束，两根夹持腋动脉，向下成锐角汇合成正中神经，沿肱二头肌内侧缘伴肱动脉下行至肘窝，穿旋前圆肌于前臂指浅、深屈肌之间下行，经腕管至手掌。先发出正中神经反支进入鱼际，继而发出 3 条指掌侧总神经，再各分为 2 支掌侧固有神经至 1~4 指相对缘。正中神经在臂部无分支，在肘部、前臂和手掌发出肌支，支配除肱桡肌、尺侧腕屈肌和指深屈肌尺侧半以外的所有前臂肌。在手掌支配除拇收肌以外的鱼际肌和第 1、第 2 蚓状肌。其皮支管理手掌桡侧 2/3、桡侧 3 个半指的掌面以及背面中、远节皮肤的感觉。

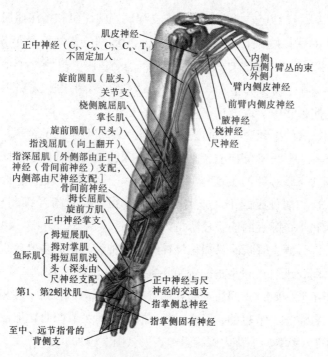

肌皮神经

正中神经（C₅、C₆、C₇、C₈、T₁）
不固定加入

旋前圆肌（肱头）

关节支

桡侧腕屈肌

掌长肌

旋前圆肌（尺头）

指浅屈肌（向上翻开）

指深屈肌［外侧部由正中
神经（骨间前神经）支配，
内侧部由尺神经支配］

骨间前神经

拇长屈肌

旋前方肌

正中神经掌支

拇短展肌
拇对掌肌
鱼际肌 拇短屈肌浅
头（深头由
尺神经支配

第1、第2蚓状肌

至中、远节指骨的
背侧支

内侧
后侧 臂丛的束
外侧

臂内侧皮神经

前臂内侧皮神经

腋神经

桡神经

尺神经

正中神经与尺
神经的交通支

指掌侧总神经

指掌侧固有神经

图 2-11 正中神经及其支配肌前面观解剖图示

正中神经损伤多发生于前臂和腕部，损伤后的主要表现：
①运动障碍，表现为前臂不能旋前，屈腕力减弱，拇指、示指及
中指不能屈，拇指不能做对掌运动；②感觉障碍，表现为皮支分
布区感觉障碍，尤以拇指、食指、中指远节最明显；③手畸形，
鱼际肌萎缩，手掌变平坦，形成"猿手"。

（三）尺神经

尺神经（图 2-12）发自臂丛内侧束，在腋动、静脉之间出
腋窝，沿肱二头肌内侧缘伴肱动脉下行，至臂中份穿内侧肌间隔
至臂后面，再下行穿过内上髁后面的尺神经沟，在此处，其位置
表浅。尺神经在前臂尺侧腕屈肌深面伴尺动脉下行，至桡腕关节
上方发出尺神经手背支，本干下行经豌豆骨桡侧分为浅支、深支

入手掌。尺神经在前臂发出肌支支配尺侧腕屈肌和指深屈肌尺侧半，在手掌发出深支支配小鱼际肌、拇收肌、骨间肌及第3、第4蚓状肌。尺神经的皮支在手掌分布于小鱼际、尺侧一个半指的皮肤，在手背分布于手背尺侧1/2、尺侧一个半指及无名指近节的桡侧半和中指近节尺侧半的皮肤（图2-12）。拇收肌位于手掌深筋膜的中间鞘，中间鞘内含指浅、深屈肌肌腱及腱鞘，手肌中间群，拇收肌及神经、血管。手掌深筋膜是前臂深筋膜向远侧的延续，掌心部筋膜增厚叫作掌腱膜，其近侧端续于掌长肌肌腱，远侧端分成四束，分别至第2~5指，与手指纤维鞘相续。鱼际和小鱼际处的筋膜较薄。

肱骨髁上骨折时易损伤尺神经。尺神经受损后主要表现为屈腕力弱，无名指和小指的远节不能屈；小鱼际肌萎缩、变平坦，拇指不能内收；骨间肌萎缩，掌骨间出现深沟，各指不能相互靠拢；各掌指关节过伸，第4、第5指的指间关节弯曲，形成"爪形手"。手掌、手背内侧缘感觉丧失（图2-12）。

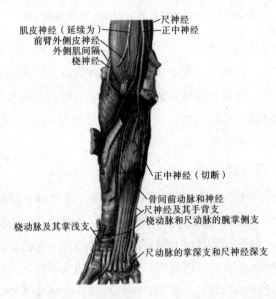

肌皮神经（延续为）
前臂外侧皮神经
外侧肌间隔
桡神经

尺神经
正中神经

正中神经（切断）

骨间前动脉和神经
尺神经及其手背支
桡动脉和尺动脉的腕掌侧支

桡动脉及其掌浅支

尺动脉的掌深支和尺神经深支

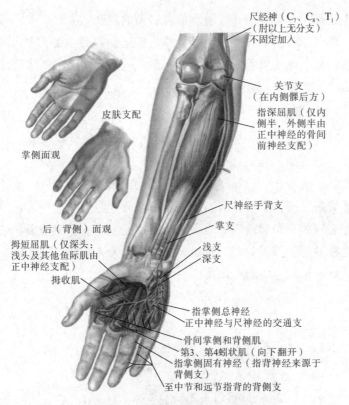

尺经神（C_7、C_8、T_1）
（肘以上无分支）
不固定加入

关节支
（在内侧髁后方）

指深屈肌（仅内侧半，外侧半由正中神经的骨间前神经支配）

尺神经手背支

掌支

浅支

深支

皮肤支配

掌侧面观

后（背侧）面观

拇短屈肌（仅深头：浅头及其他鱼际肌由正中神经支配）

拇收肌

指掌侧总神经

正中神经与尺神经的交通支

骨间掌侧和背侧肌

第3、第4蚓状肌（向下翻开）

指掌侧固有神经（指背神经来源于背侧支）

至中节和远节指背的背侧支

图 2－12 前臂尺神经解剖图示

（四）桡神经

桡神经（图 2－13）是臂丛神经后束发出的一条粗大的神经，初在腋动脉的后方，继而伴肱深动脉向后，在肱三头肌深面紧贴桡神经沟向下外行，至肱骨外上髁前方分为浅支和深支。桡神经浅支在肱桡肌深面伴桡动脉下行，至前臂中、下 1/3 交界处转向手背，分布于手背桡侧 1/2 以及桡侧 2 个半手指近节背面皮肤。桡神经深支至前臂后面深浅层肌之间下降，分数支，其长支可达腕部。

桡神经肌支支配肱三头肌、肱桡肌和所有前臂后群肌。皮支除上述部位外，还分布于臂和前臂后面的皮肤。

肱骨干骨折易损伤桡神经。损伤后运动障碍主要表现为前臂伸肌瘫痪，不能伸腕、伸指，抬前臂时呈"垂腕征"；感觉障碍以第1、第2掌骨间隙背面的"虎口区"皮肤最为明显。

（五）腋神经

腋神经（图2-13）发自臂丛后束，伴旋肱后动脉绕肱骨外科颈的后方至三角肌深面。发肌支支配三角肌和小圆肌。皮支由三角肌后缘穿出，分布于肩部和臂部上1/3外侧面皮肤。肱骨外科颈骨折、肩关节脱位或腋杖的压迫都可致腋神经损伤，损伤后主要表现为三角肌瘫痪，肩关节外展幅度变小或不能外展，三角肌区皮肤感觉障碍，若三角肌萎缩，肩部失去圆隆外观，肩峰突出，则会形成"方肩"畸形。

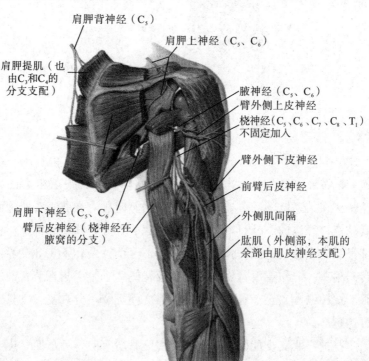

肩胛背神经（C_5）
肩胛上神经（C_5、C_6）
肩胛提肌（也由C_3和C_4的分支支配）
腋神经（C_5、C_6）
臂外侧上皮神经
桡神经（C_5、C_6、C_7、C_8、T_1）不固定加入
臂外侧下皮神经
前臂后皮神经
外侧肌间隔
肱肌（外侧部，本肌的余部由肌皮神经支配）
肩胛下神经（C_5、C_6）
臂后皮神经（桡神经在腋窝的分支）

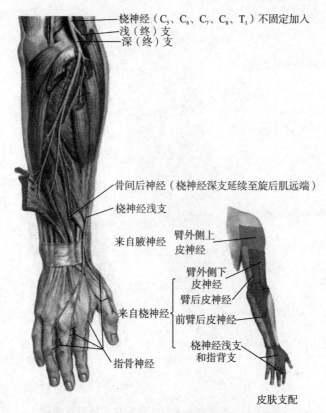

图 2-13 臂部桡神经和前臂桡神经解剖图示

（六）肌皮神经

肌皮神经（图 2-14）自外侧束发出，向外下斜穿喙肱肌，经肱二头肌和肱肌之间下行，发出分支支配此三肌。终支在肘关节稍上方的外侧，穿深筋膜至皮下，改称前臂外侧皮神经，分布于前臂外侧皮肤。

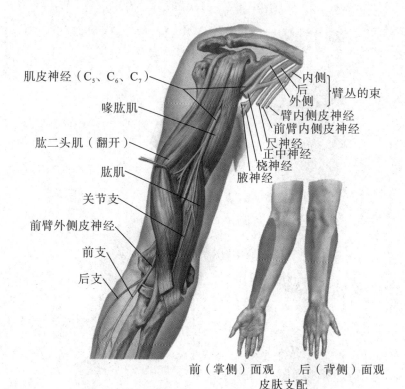

图 2-14　肌皮神经及其支配肌肉皮肤解剖图示

（七）胸背神经

胸背神经（图 2-15）起源于臂丛后束的分支，接受 $C_6 \sim C_8$ 来的纤维，于肩胛下神经上部和下部之间发出，与胸背动脉伴行，沿腋窝后壁行向外下方至背阔肌，支配此肌。行腋窝淋巴结清扫易损伤此神经，可致背阔肌瘫痪，攀登时不能提升躯干。损伤后不能做背手动作。背阔肌是位于胸背区下部和腰区浅层较宽大的扁肌。由胸背神经支配。血液供应主要来自胸背动脉和节段性的肋间后动脉和腰动脉的分支，以肩胛线为界线的外侧由胸背动脉分支供血，内侧由节段性动脉供血。

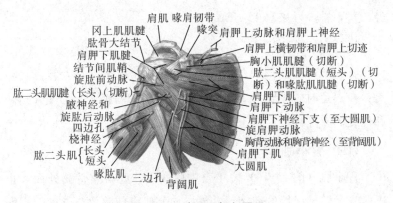

图2-15 肩胛区解剖图示

第二节 下肢局部解剖

一、下肢肌肉系统

(一) 髂腰肌

髂腰肌 (图2-16) 由腰大肌和髂肌组成。腰大肌主要起自腰椎侧面，髂肌起自髂窝。两肌向下互相结合，经腹股沟韧带深面和髋关节的前内侧，止于股骨小转子。腰大肌被一筋膜鞘包裹，当患腰椎结核时，有时脓液可沿此鞘流入髂窝或大腿根部。功能：使髋关节前屈和旋外；下肢固定时，可使躯干和骨盆前屈；伸髋关节。支配神经：股神经和腰大肌神经。

(二) 臀大肌

臀大肌 (图2-16) 位于臀部皮下，受直立姿势的影响，大而肥厚，形成特有的臀部膨隆。臀大肌起于髂骨外面和骶、尾骨的后面，以及骶结节韧带的背面，肌束斜向下外，止于股骨的臀肌粗隆和髂胫束。臀大肌肌束肥厚，是肌内注射的常用部位。功能：臀大肌是髋关节有力的伸肌，此外尚可使股骨旋外。支配神经：臀下神经，来自 $L_5 \sim S_2$。

（三）臀中肌

臀中肌（图 2-16）起于髂骨翼外面，止于股骨大转子。功能：在固定时使大腿外展，前部使人腿屈和内旋，后部使大腿伸和外旋。支配神经：臀上神经，来自 $L_5 \sim S_1$。

（四）臀小肌

臀小肌（图 2-16）位于臀中肌深面，起自髂骨翼外面，止于股骨大转子前缘的肌肉。功能：前部肌束使髋关节外旋。支配神经：臀上神经，来自 $L_5 \sim S_1$。

（五）梨状肌

梨状肌（图 2-16）起于骶骨前面，向外经坐骨大孔，止于股骨大转子。在坐骨大孔处，上、下缘均留有空隙，分别称为梨状肌上孔和梨状肌下孔，均有血管、神经通过。功能：使股骨旋外。支配神经：S_1、S_2 神经发出的分支。

（六）股方肌

股方肌（图 2-16）起自坐骨结节，向外止于转子间嵴。功能：使大腿旋外。支配神经：$L_4 \sim S_1$ 前支。

（七）闭孔内肌

闭孔内肌（图 2-16）起自闭孔膜内面及其周围骨面，肌束向后集中成为肌腱，由坐骨小孔出骨盆转折向外，止于转子窝。功能：大腿旋外。支配神经：骶丛分支。

（八）闭孔外肌

闭孔外肌（图 2-16）起自闭孔膜外面及其周围骨面，经股骨颈的后方，止于转子间窝。功能：外旋髋关节。支配神经：闭孔神经。

（九）耻骨肌

耻骨肌（图 2-16）是位于股骨小转子下方的肌肉，起于耻骨梳，止于股骨小转子下方的耻骨肌线。功能：屈髋、内收大腿。支配神经：通常受股神经支配，有时还接受闭孔神经支配。

（十）髂胫束

髂胫束（图 2-16）是包绕大腿的深筋膜——阔筋膜的外侧增厚部分，起自髂嵴前份的外侧缘，其上分为两层，包裹阔筋膜张肌，并与之紧密结合，不宜分离。下部的纵行纤维明显增厚呈扁带状，后缘与臀大肌肌腱相延续。髂胫束下端附着于胫骨外侧髁、腓骨头和膝关节囊。功能：临床上常用髂胫束作为体壁缺损、薄弱部或膝关节交叉韧带损伤等修补重建的材料。支配神经：臀神经的分支。

（十一）阔筋膜张肌

阔筋膜张肌（图 2-16）位于大腿上部前外侧，起自髂前上棘，肌腹被包在阔筋膜的两层之间，向下移行为髂胫束，止于胫骨外侧髁。功能：紧张阔筋膜并屈髋关节。由于阔筋膜张肌位置表浅，有恒定的血管、神经分布，切取后有臀肌等代偿，对功能影响不大，是临床常选用的肌皮瓣或髂胫束瓣的供体。

（十二）缝匠肌

缝匠肌（图 2-16）呈扁带状，起自髂前上棘，斜向内下方，经膝关节内侧，止于胫骨粗隆内侧，是人体中最长的肌肉。每一缝匠肌可有 5～13 支动脉，平均为 7.6 支，它们大致均匀地分布于肌肉全长。缝匠肌是使腿部弯曲的细长的大腿肌肉，负责将膝盖举起、放下与盘腿的动作。功能：近固定时，使髋关节屈和外旋，并使膝关节屈和内旋；远固定时，两侧收缩，使骨盆前倾。

（十三）股四头肌

股四头肌（图 2-16）位于大腿肌肉前面，是人体最大、最有力的肌肉之一。股四头肌由股直肌、股中间肌、股外侧肌和股内侧肌组成，肌腱构成人体最大的籽骨髌骨的髌骨韧带。起点：股直肌起自髂前下棘，股中间肌起自股骨体前侧，股外侧肌起自股骨粗线外侧唇，股内侧肌起自股骨粗线内侧唇。止点：四个头形成一条肌腱，环绕髌骨，向下形成髌韧带止于胫骨粗隆。功能：使小腿伸，大腿伸和屈，伸膝屈髋，并维持人体直立姿势。

（十四）长、短收肌

长收肌（图 2-16）位于耻骨肌内侧，短收肌位于耻骨肌和长收肌深层。起点：长收肌起自耻骨上支外面，短收肌起自耻骨下支外面。止点：长收肌止于股骨粗线内侧唇中部，短收肌止于股骨粗线上部。功能：近固定时，使髋关节内收、外旋和屈；远固定时，两侧收缩，使骨盆前倾。

（十五）大收肌

大收肌（图 2-16）位于大腿内侧深层。起自坐骨结节、坐骨支和耻骨下支，止于股骨粗线内侧唇上 2/3 及股骨内上髁。功能：近固定时，使髋关节内收、伸和外旋；远固定时，两侧收缩，使骨盆后倾。

（十六）股薄肌

股薄肌（图 2-16）属于大腿的内侧肌群，是扁薄的带状肌，位于大腿浅层，以腱膜起自耻骨下支，向下于股骨内上髁平面移行为条索状肌腱，最后以扇形放散，止于胫骨粗隆内侧。股薄肌血供丰富，为多源性，有股深动脉的股薄肌支、旋股内侧动脉、闭孔动脉和膝降动脉等。供血于股薄肌中、上部的动脉，以来自股深动脉的股薄肌支占绝大多数，多数从股深动脉内侧壁和前壁发出，发出后恒定向下斜行于长收肌的深面，与之伴行的静脉多数为双支，少数为单支。供血于股薄肌下部的血管绝大多数来自膝降动脉。股薄肌上、中、下段之间的动脉吻合丰富，结扎切断该肌的中、下端来源动脉，肌瓣血供可通过血管吻合沟通。功能：内收、内旋髋关节。支配神经：均来自闭孔神经前支的分支，该神经进入大腿后，在长收肌与短收肌之间向内下斜行，逐渐与股薄肌的主要血管伴行，形成血管神经束，在股薄肌中上交界处前缘深部进入肌肉。

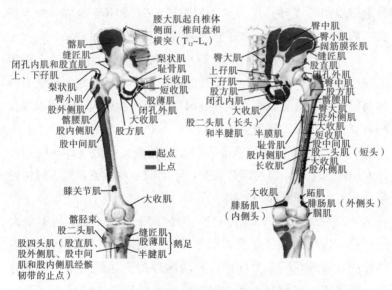

图 2-16　髋肌和大腿肌附着点解剖图示

二、下肢神经系统

（一）腰丛

腰丛由 T_{12} 神经前支的一部分、$L_1 \sim L_3$ 神经前支和 L_4 神经前支的一部分组成。L_4 神经前支的余部和 L_5 神经前支合成腰骶干向下加入骶丛。腰丛位于腰大肌深面，除发出分支支配髂腰肌和腰方肌外，还发出下列分支分布于腹股沟区及大腿的前部和内侧部。

1) 髂腹下神经（图 2-17）：髂腹下神经（T_{12}、L_1）出腰大肌外缘，经肾后面和腰方肌前面行向外下，在髂嵴上方进入腹内斜肌和腹横肌之间，继而在腹内、外斜肌间前行，终支在腹股沟管浅环上方穿腹外斜肌腱膜至皮下。其皮支分布于臀外侧部、腹股沟区及下腹部皮肤，肌支支配腹壁肌。

腹外斜肌腱膜在耻骨结节外上方有一个近乎三角形的裂孔，称为腹股沟管浅环。正常成人的腹股沟管浅环可容纳一个手指尖，内有精索（男性）和子宫圆韧带（女性）通过。

2) 髂腹股沟神经（图 2-17）：髂腹股沟神经（L_1）在髂腹下神经的下方，走行方向与该神经略同，在腹壁肌之间沿精索浅面前行，终支自腹股沟管浅环外出，分布于腹股沟部和阴囊或大阴唇皮肤，肌支支配腹壁肌。

3) 股外侧皮神经（图 2-17）：股外侧皮神经（$L_2 \sim L_3$）自腰大肌外缘走出，斜越髂肌表面，达髂前上棘内侧，经腹股沟韧带深面至大腿外侧部的皮肤。

4) 股神经（图 2-17）：股神经（$L_2 \sim L_4$）是腰丛中最大的神经，发出后，先在腰大肌与髂肌之间下行，在腹股沟中点稍外侧，经腹股沟韧带深面、股动脉外侧到达股三角，随即分为：①肌支，支配耻骨肌、股四头肌和缝匠肌。②皮支，有数条较短的前支，分布于大腿和膝关节前面的皮肤。最长的皮支称为隐神经，是股神经的终支，伴随股动脉入收肌管下行，至膝关节内侧浅出至皮下后，伴随大隐静脉沿小腿内侧面下降达足内侧缘，分布于髌下、小腿内侧面和足内侧缘的皮肤。股神经损伤后，屈髋无力，坐位时，不能伸小腿，行走困难，股四头肌萎缩，髌骨突出，膝反射消失，大腿前面和小腿内侧面皮肤感觉障碍。

5）闭孔神经（图 2-17）：闭孔神经（$L_2 \sim L_4$）自腰丛发出后，于腰大肌内侧缘穿出，循小骨盆侧壁前行，穿闭膜管出小骨盆，分前、后两支，分别经短收肌前、后面进入大腿内收肌群。肌支支配闭孔外肌、大腿内收肌群。皮支分布于大腿内侧面的皮肤。闭孔神经前支发出支配股薄肌的分支先入长收肌，约在股中部，从长收肌穿出进入股薄肌。临床上在用股薄肌代替肛门外括约肌的手术中，应注意保留此支。

6）生殖股神经（图 2-17）：生殖股神经（$L_1 \sim L_2$）自腰大肌前面穿出后，在该肌浅面下降。皮支分布于阴囊（大阴唇）、股部及其附近的皮肤。股支支配提睾肌。

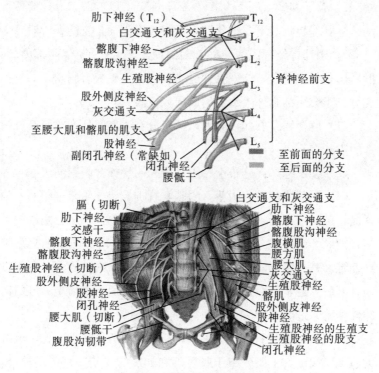

图 2-17　腰丛神经解剖图示

（二）骶丛

骶丛由腰骶干（$L_4 \sim L_5$）以及全部骶神经和尾神经的前支组成。骶丛位于盆腔内，在骶骨及梨状肌前面、髂内动脉的后方。骶丛分支分布于盆壁、臀部、会阴、股后部、小腿以及足肌和皮肤。骶丛除直接发出许多短小的肌支支配梨状肌、闭孔内肌、股方肌等外，还发出以下分支。

1）臀上神经（图 2-18）：臀上神经（L_4、L_5、S_1）伴臀上动、静脉经梨状肌上孔出盆腔，行于臀中、小肌间，支配臀中、小肌和阔筋膜张肌（图 2-18）。

2）臀下神经（图 2-18）：臀下神经（L_5、S_1、S_2）伴臀下动、静脉经梨状肌下孔出盆腔，达臀大肌深面，支配臀大肌。

3）阴部神经（图 2-18）：阴部神经（$S_2 \sim S_4$）伴阴部内动、静脉出梨状肌下孔，绕坐骨棘经坐骨小孔入坐骨直肠窝，向前分支分布于会阴部和外生殖器的肌肉和皮肤。

（1）肛神经：肛（直肠下）神经分布于肛门外括约肌及肛门部的皮肤。

（2）会阴神经：分布于会阴诸肌和阴囊或大阴唇的皮肤。

（3）阴茎背神经：阴茎（阴蒂）背神经走在阴茎（阴蒂）的背侧，主要分布于阴茎（阴蒂）的皮肤。阴部神经来自阴部神经丛，神经纤维由 S_2、S_3、S_4 神经前支组成，内含许多副交感神经纤维。其与阴部内动脉伴行，自梨状肌下缘离开骨盆，再绕过坐骨棘后方经坐骨小孔重返盆腔，并于肛提肌下方沿坐骨肛门窝的外侧壁穿过阴部管达会阴部。

4）股后皮神经（$S_1 \sim S_3$）（图 2-18）：出梨状肌下孔，至臀大肌下缘浅出，主要分布于股后部和腘窝的皮肤。臀下皮神经：来自骶丛的股后皮神经，有 2~3 支，在臀大肌下缘中部穿出，绕臀大肌下缘向上，分布于臀下部皮肤。

(1) 坐骨神经 ($L_4 \sim L_5$，$S_1 \sim S_3$)（图 2-18）：全身最粗大的神经，经梨状肌下孔出盆腔，在臀大肌深面，经坐骨结节与股骨大转子之间至股后，在股二头肌深面下降，一般在腘窝上方分为胫神经和腓总神经。在股后部发出肌支支配大腿后群肌。自坐骨结节与大转子之间的中点到股骨内、外髁之间中点连线的上2/3段为坐骨神经的体表投影。坐骨神经痛时，常在此投影线上出现压痛。

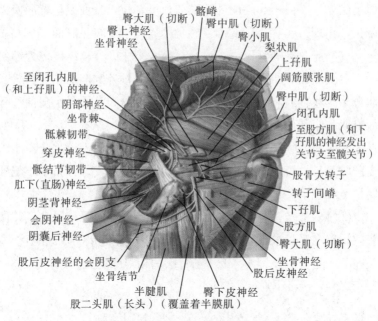

图 2-18 臀上、臀下神经解剖图示

(2) 胫神经（图 2-19）为坐骨神经本干的直接延续。在腘窝内与腘血管伴行，在小腿经比目鱼肌深面伴胫后动脉下降，过内踝后方，在屈肌支持带深面分为足底内侧神经和足底外侧神经入足底。足底内侧神经，经蹞展肌深面，至趾短屈肌内侧前行，分布于足底肌内侧群及足底内侧和内侧三个半趾跖面皮肤。足底外侧神经，经蹞展肌及趾短屈肌深面，至足底外侧向前，分布于足底肌中间群和外侧群，以及足底外侧和外侧一个半趾跖面皮肤。胫神经在腘窝及小腿还发出肌支支配小腿后群肌。胫神经发出腓肠内侧皮神经，伴小隐静脉下行，在小腿下部与腓肠外侧皮神经（发自腓总神经）吻合成腓肠神经，经外踝后方弓形向前，分布于足背和小趾外侧缘的皮肤。

胫神经损伤的主要运动障碍是足不能跖屈，内翻力弱，不能以足尖站立。由于小腿前外侧群肌过度牵拉，致使足呈背屈及外翻位，出现"钩状足"畸形。感觉障碍区主要在足底面。

（3）腓总神经（L_4、L_5、S_1、S_2）（图 2-19）：自坐骨神经发出后沿股二头肌内侧走向外下，绕腓骨颈外侧向前，穿腓骨长肌分为腓浅神经和腓深神经。腓总神经的分布范围是小腿前、外侧群肌和小腿外侧、足背和趾背的皮肤。

①腓浅神经：在腓骨长、短肌与趾伸肌之间下行，分出肌支支配腓骨长、短肌，在小腿下 1/3 处浅出为皮支，分布于小腿外侧、足背和第 2~5 趾背侧皮肤。

②腓深神经：与胫前动脉相伴而行，先在胫骨前肌和趾长伸肌间，后在胫骨前肌与踇长伸肌之间下行至足背，分布于小腿肌前群、足背肌及第 1、第 2 趾背面的相对缘皮肤。

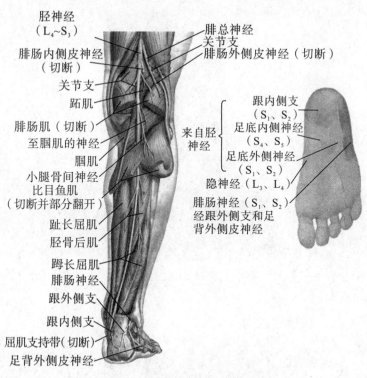

图 2-19 胫神经和腓总神经解剖图示

第三节 脊柱局部解剖

一、颈长肌

颈长肌（图 2-20）位于颈椎及 $T_1 \sim T_3$ 椎体前面，起于 $T_1 \sim T_3$ 椎体、$C_3 \sim C_6$ 横突前结节，止于 $C_2 \sim C_4$ 椎体及寰椎前结节。功能：收缩时使颈前屈；单侧收缩，使颈侧屈。支配神经：颈长肌接受 $C_2 \sim C_4$ 神经前支的支配。

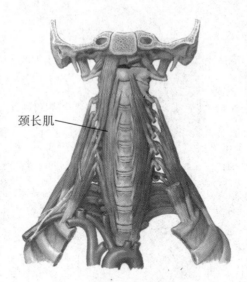

颈长肌

图 2-20　颈长肌

二、胸锁乳突肌

胸锁乳突肌（图 2-21）位于颈阔肌深层、颈部两侧。胸锁乳突肌分为两个起点，即胸骨头与锁骨头。胸骨头起自胸骨柄前面，锁骨头起自锁骨内 1/3 段上缘，两头间的三角形间隙在胸锁关节上方，在体表即锁骨上小窝。该肌行向上后外方，止于乳突外面及上项线外侧 1/3。

功能：一侧收缩，使头颈向同侧屈，并转向对侧；两侧收缩，肌肉合力作用线在寰枕关节额状轴的后面使头伸，肌肉合力作用线在寰枕关节额状轴的前面使头屈。上固定时，上提胸廓，帮助吸气。支配神经：由副神经及 C_2～C_4 神经前支支配。

三、头长肌

头长肌（图 2-21）在颈长肌上方，起于 C_3～C_6 横突前结节，止于枕骨底部。功能：同颈长肌。支配神经：接受 C_1～C_2

神经前支的支配。

四、斜角肌

斜角肌（图 2-21）按位置排列命名为前、中、后斜角肌，均起自颈椎横突，纤维斜向外下，分别止于第 1、第 2 肋骨。在前、中斜角肌和第 1 肋骨之间形成的三角形间隙称为斜角肌间隙，内有锁骨下动脉和臂丛神经通过，故临床上将麻药注入此间隙，进行臂丛神经阻滞麻醉。前斜角肌肥厚或痉挛，可压迫锁骨下动脉和臂丛，引起前斜角肌综合征。

斜角肌的比较见表 2-1。

表 2-1　斜角肌的比较

名称	起点	止点	作用	神经支配
前斜角肌	$C_3 \sim C_6$ 横突前结节	第 1 肋骨的上缘里面	颈侧屈、侧旋、前屈，上提第 1 肋骨	$C_5 \sim C_7$ 神经前支
中斜角肌	$C_2 \sim C_7$ 横突后结节	第 1 肋骨的上缘外面	颈侧屈、侧旋、前屈，上提第 1 肋骨	$C_2 \sim C_7$ 神经前支
后斜角肌	C_5、C_6、C_7 横突后结节	第 2 肋骨侧面	颈侧屈、侧旋、前屈，上提第 2 肋骨	$C_2 \sim C_8$ 神经前支

五、斜方肌

斜方肌（图 2-21）位于上背及中背的表层肌肉，并根据其肌纤维走向分成上、中、下三部分。斜方肌起自上项线、枕外隆凸、项韧带及全部胸椎棘突，止于锁骨外 1/3、肩峰、肩胛冈的肌肉。功能：近固定时，上部纤维收缩，使肩胛骨上提、上回旋、后缩；中部纤维收缩，使肩胛骨后缩、上回旋；下部纤维收缩，使肩胛骨下降、上回旋。远固定时，一侧收缩，使头向同侧屈和向对侧回旋；两侧收缩，使头和脊柱伸直。

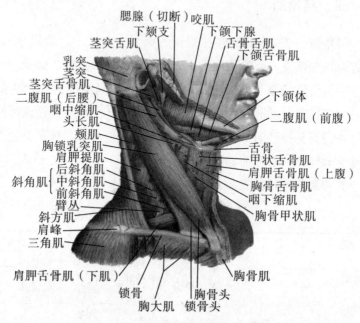

图 2-21　颈部肌群外侧面观解剖图示

六、背阔肌

背阔肌（图 2-22）为位于胸背区下部和腰区浅层较宽大的扁肌，由胸背神经支配。血液供应主要来自胸背动脉、节段性的肋间后动脉和腰动脉的分支，以肩胛线为界线的外侧由胸背动脉分支供血，内侧由节段性动脉供血。起于 $T_7 \sim T_{12}$ 椎棘突、胸腰筋膜、髂嵴后部和下 3~4 肋，止于肱骨小结节嵴。功能：近固定时，使肩关节伸、内收和内旋；远固定时，拉躯干向上臂靠拢，并可辅助吸气。

七、菱形肌

菱形肌（图 2-22）呈菱形，位于斜方肌深层，起于 C_6、C_7 和 T_1~T_4 棘突，止于肩胛骨内侧缘。功能：牵拉肩胛骨移向内上方。近固定时，使肩胛骨上提、后缩和下回旋；远固定时，两侧收缩，使脊柱胸段伸。

八、上后锯肌

上后锯肌（图 2-22）位于菱形肌深面，以腱膜起自项韧带下部、下两个颈椎棘突、上两个胸椎棘突，止于第 2~5 肋骨肋角的外侧面。功能：上提上部肋骨，以助吸气。支配神经：肋间神经（T_1~T_4）。

九、下后锯肌

下后锯肌（图 2-22）位于背阔肌中部的深面，以腱膜起自下两个胸椎棘突及上两个腰椎棘突，止于第 9~12 肋骨外侧面。作用：下拉肋骨向后，以助吸气。支配神经：肋间神经（T_9~T_{12}）。

十、前锯肌

前锯肌（图 2-22）位于胸廓的外侧皮下，上部为胸大肌和胸小肌所遮盖，将肩胛骨内侧向前拉，每组两块的前锯肌从胸前部的肋骨开始，围绕体侧延伸到肩胛骨。前锯肌可将肩胛骨内侧向前拉而外翻，使肩膀抬高。前锯肌是块扁肌。起点：前锯肌有多个起点，起于第 1~9 肋骨的外侧面，分割到三组手指般大小的区域。①上面部分，附着在第 1 和第 2 肋骨上，距离肋软骨几英寸；②中间部分，附着在第 2 和第 3 肋骨上；③下面部分，附着在第4、5、6、7、8肋骨上。换句话说，前锯肌附着在从上往下数的第1到第8肋骨上。当体脂水平较低时，前锯肌类似肋骨，非常明显。止点：在肩胛骨的内侧和下角的前面。功能：近固定时可使肩胛骨前伸、上回旋。拉肩胛骨向前和紧贴胸廓，下部肌束使肩胛骨下角旋外，助臂上举。前锯肌的上部和中部把肩部往前拉，辅助俯卧撑、卧推之类的运动，也帮助抬起上体，如侧身起坐。前锯肌的下部帮助旋转肩胛，并转动肩关节窝向上。因此，前锯肌下部主要辅助三角肌，并且是任何头顶上推动作的重要力量因素，同时，上、中部前锯肌辅助上体旋转、侧弯和稳定。

十一、胸腰筋膜

被覆于斜方肌和背阔肌表面的深筋膜较薄弱，但在竖脊肌周围的筋膜特别发达，称为胸腰筋膜（图2-22）。胸腰筋膜在胸背区较为薄弱，覆于竖脊肌表面，向上续项筋膜，内侧附于胸椎棘突和棘上韧带，外侧附于肋角，向下至腰区增厚，并分为前、中、后三层。后层覆于竖脊肌后面，与背阔肌和下后锯肌腱膜结合，向下附于髂嵴，内侧附于腰椎棘突和棘上韧带，外侧在竖脊肌外侧缘与中层结合，形成竖脊肌鞘。中层位于竖脊肌与腰方肌之间，内侧附于腰椎横突尖和横突间韧带，外侧在腰方肌外侧缘与前层汇合，形成腰方肌鞘，并作为腹横肌起始部的腱膜，向上附于第12肋下缘，向下附于髂嵴。中层上部附于第12肋与第1腰椎横突之间的部分增厚，形成腰肋韧带，肾手术时，切断此韧带可加大第12肋的活动度，便于显露肾。前层又称腰方肌筋膜，位于腰方肌前面，内侧附于腰椎横突尖，向下附于髂腰韧带和髂嵴后份，上部增厚形成内、外侧弓状韧带。

十二、头颈夹肌

头颈夹肌（图 2-22）位于颈部，被斜方肌、菱形肌、上后锯肌和胸锁乳突肌覆盖，为一三角形不规则阔肌，依其部位，又分为头夹肌和颈夹肌。头夹肌和颈夹肌是转头和伸展颈部的肌肉，与多种头痛有关。

头夹肌起点：项韧带的下半部、C_7 棘突和上三或上四节胸椎棘突。止点：颞骨乳突之后，上项线的外侧，胸锁乳突肌的附着点深处。颈夹肌起点：$T_3 \sim T_6$ 棘突。止点：上二或上三颈椎的横突后结节。功能：一侧夹肌收缩使头转向同侧，双侧收缩使头颈后仰。两肌均由 $C_2 \sim C_5$ 神经后支的外侧支支配。

十三、头半棘肌

头半棘肌（图 2-22）位于颈部后面，在头颈夹肌之下，在头颈最长肌最内侧。起点：上方六段或七段胸椎棘突和 C_7 横突的顶端，和 $C_4 \sim C_6$ 的关节突上。各肌腱结合成一块阔肌肉向上，并附着至枕骨的上项线和下项线之间。功能：双侧收缩使头颈后伸，单侧收缩使头颈屈向同侧。

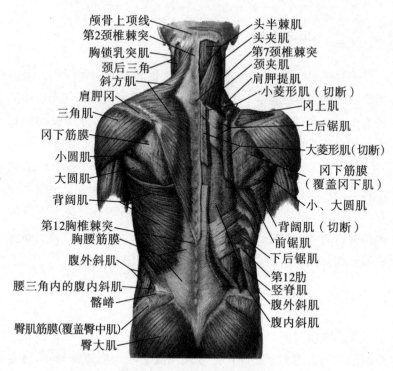

颅骨上项线
第2颈椎棘突
胸锁乳突肌
颈后三角
斜方肌
肩胛冈
三角肌
冈下筋膜
小圆肌
大圆肌
背阔肌
第12胸椎棘突
胸腰筋膜
腹外斜肌
腰三角内的腹内斜肌
髂嵴
臀肌筋膜(覆盖臀中肌)
臀大肌

头半棘肌
头夹肌
第7颈椎棘突
颈夹肌
肩胛提肌
小菱形肌（切断）
冈上肌
上后锯肌
大菱形肌(切断)
冈下筋膜
（覆盖冈下肌）
小、大圆肌
背阔肌（切断）
前锯肌
下后锯肌
第12肋
竖脊肌
腹外斜肌
腹内斜肌

图 2-22 背部浅层肌解剖图示

十四、颈半棘肌

颈半棘肌（图2-23）位于头半棘肌深面，起于上方五段或六段胸椎的横突，止于C_2～C_5棘突。功能：①双侧收缩时可使脊柱后伸；②控制向收缩侧的屈曲；③维持头的躯体姿势。支配神经：脊神经后支。

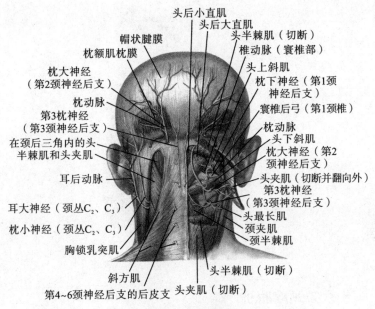

头后小直肌
头后大直肌
帽状腱膜
头半棘肌（切断）
枕额肌枕膜
椎动脉（寰椎部）
枕大神经
（第2颈神经后支）
头上斜肌
枕动脉
枕下神经（第1颈
神经后支）
第3枕神经
（第3颈神经后支）
寰椎后弓（第1颈椎）
在颈后三角内的头
半棘肌和头夹肌
枕动脉
枕大神经（第2
颈神经后支）
耳后动脉
头夹肌（切断并翻向外）
第3枕神经
（第3颈神经后支）
耳大神经（颈丛C₂、C₃）
头最长肌
颈夹肌
枕小神经（颈丛C₂、C₃）
颈半棘肌
胸锁乳突肌
斜方肌
头半棘肌（切断）
第4~6颈神经后支的后皮支
头夹肌（切断）

图 2-23 枕后肌群

十五、胸半棘肌

胸半棘肌（图 2-24）下方至 $T_5 \sim T_{11}$ 横突，上方至前四个胸椎和 $C_5 \sim C_7$ 的棘突。功能：伸展脊柱。

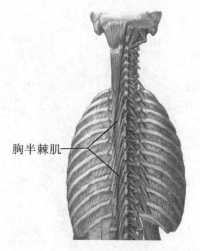

胸半棘肌—

图 2-24　胸半棘肌

十六、颈髂肋肌

颈髂肋肌（图 2-25）起于第 3~6 肋骨角，止于 C_4~C_6 横突后结节。功能：伸展、侧屈、旋转颈椎。支配神经：脊神经后支。

十七、胸髂肋肌

胸髂肋肌（图 2-25）起自下 6 个肋骨角的上缘，止于上 6 个肋骨角的下缘。功能：伸展、侧屈、旋转胸椎。支配神经：脊神经后支。

十八、腰髂肋肌

腰髂肋肌（图 2-25）起自骶骨与髂嵴，也有下胸椎和全部腰椎的棘突，止于下 6 个肋骨角的下缘。

功能：①双侧收缩时，后伸脊柱，维持人体的直立躯体姿势，在脊柱屈曲时起稳定作用，对抗腹肌和重力的作用；②单侧收缩时，使脊柱向同侧侧屈、同侧旋转，对抗离心力以维持稳定。支配神经：脊神经后支。

十九、最长肌群

起于骶骨、肋角、全部横突，止于颈椎、胸椎的横突和颞骨乳突。

1）头最长肌（图2-25）起自中下颈椎的横突和小关节突与上胸椎的横突，止于颞骨乳突的后面。功能：单侧收缩使颈椎向同侧屈，两侧同时收缩使颈椎后伸和仰头。支配神经：脊神经后支。

2）颈最长肌（图2-25）起自 $T_1 \sim T_{5(6)}$ 的横突，止于 $C_2 \sim C_6$ 的横突。功能：单侧收缩使颈椎向同侧屈，两侧同时收缩使颈椎后伸和仰头。支配神经：脊神经后支。

3）胸最长肌（图2-25）起自骶骨、髂嵴、下胸椎和全部腰椎的棘突，止于全部胸椎的横突、肋角和肋结节之间、上腰椎的横突。功能：后伸、侧屈脊柱。支配神经：脊神经后支。

二十、头棘肌

头棘肌（图2-25）起自下颈椎和上胸椎的棘突，止于枕骨的上项线和下项线之间。功能：后伸、侧屈脊柱。支配神经：脊神经后支。

二十一、颈棘肌

颈棘肌（图2-25）起自 $C_6 \sim T_2$ 的棘突，止于 C_2 棘突。功能：后伸、侧屈脊柱。支配神经：脊神经后支。

二十二、胸棘肌

胸棘肌（图 2-25）起自总腱、骶骨、髂嵴、下胸椎和全部腰椎的棘突，止于 $T_{3(4)} \sim T_{8(9)}$ 棘突。功能：后伸、侧屈脊柱。支配神经：脊神经后支。

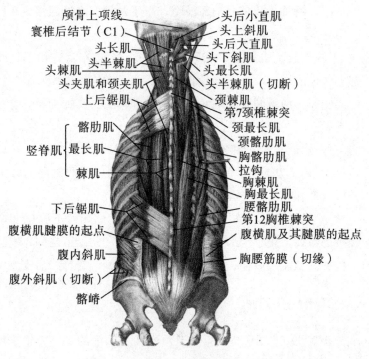

图 2-25　背部中层肌

二十三、多裂肌

多裂肌（图 2-26）起自下颈椎的关节突、全部胸椎的横突、骶骨下部的后面、竖脊肌腱的深面、全部腰椎的乳突，止于 $L_5 \sim C_2$ 所有脊椎的棘突。功能：①双侧收缩时可使脊柱后伸，特别是头颈部；②控制向收缩侧的屈曲；③单侧收缩时向对侧旋转椎体。支配神经：脊神经后支。

二十四、长回旋肌

长回旋肌（图 2-26）起自椎体的横突，向上跨越一个椎体后，止于棘突的基底部。功能：单侧收缩使脊柱转向对侧，双侧收缩使脊柱伸直。支配神经：脊神经后支。

二十五、短回旋肌

短回旋肌（图 2-26）起自椎体的横突，止于上一个椎体棘突的基底部。功能：单侧收缩使脊柱转向对侧，双侧收缩使脊柱伸直。支配神经：脊神经后支。

二十六、棘间肌

棘间肌（图 2-26）起自椎体的横突，止于上一个椎体棘突。功能：后伸脊柱节段。支配神经：脊神经后支。

二十七、横突间肌

横突间肌（图 2-26）起点：①颈部，横突的前结节、横突的后结节；②胸部：发育不良；③腰部，横突的侧面、副突。止点：①颈部，上一横突的前后结节；②胸部，发育不良；③腰部，上一横突的侧面、副突。功能：①使相邻的脊椎侧屈；②对抗离心力维持稳定。支配神经：脊神经后支。

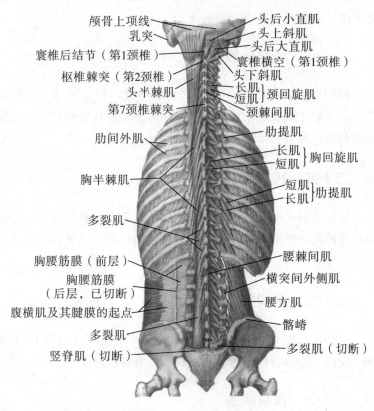

颅骨上项线
乳突
寰椎后结节（第1颈椎）
枢椎棘突（第2颈椎）
头半棘肌
第7颈椎棘突
肋间外肌
胸半棘肌
多裂肌
胸腰筋膜（前层）
胸腰筋膜
（后层，已切断）
腹横肌及其腱膜的起点
多裂肌
竖脊肌（切断）

头后小直肌
头上斜肌
头后大直肌
寰椎横空（第1颈椎）
头下斜肌
长肌
短肌 } 颈回旋肌
颈棘间肌
肋提肌
长肌
短肌 } 胸回旋肌
短肌 } 肋提肌
长肌
腰棘间肌
横突间外侧肌
腰方肌
髂嵴
多裂肌（切断）

图 2-26 背部深层肌

第三章　临床疾病针刀治疗案例

第一节　上肢疾病

一、肩周炎案例

> **肩周炎案例一**

患者，女，44 岁。主诉：右肩关节疼痛伴活动受限 2 个月。既往无外伤史。查体：右肩关节活动受限，肩关节外展 60°，后伸 20°，右侧第 2、第 3 肋与胸骨交界处压痛，$T_1 \sim T_7$ 棘突压痛，C_2 棘突压痛。

诊断：右肩周炎。

处理部位：①右侧胸锁乳突肌胸骨头；②右侧喙突；③T_6 棘突右侧。

肩周炎案例一针刀操作图解见图 3-1。

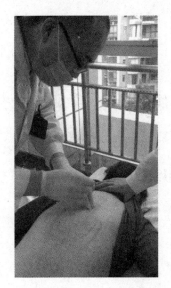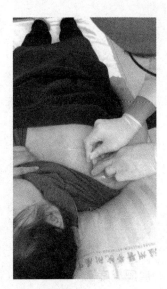

图 3-1　肩周炎案例一针刀操作图解

效果：关节疼痛缓解，活动度增加。

针刀思路：患者右肩关节疼痛伴外展、后伸活动受限，肩关节外展及后伸主要有三角肌、冈上肌参与。三角肌受腋神经（发自臂丛后束的分支，由第 5~6 对颈神经前支组成）支配，冈上肌受肩胛上神经（发自臂丛上干，由 C_4 神经前支部分、C_5~C_6 神经前支组成）支配。二者均来自颈椎发出的臂丛神经（由 C_5~C_8 神经前支和 T_1 神经前支的大部分纤维组成）。臂丛神经经斜角肌间隙走出，行于锁骨下动脉后方，经锁骨后方进入腋窝，并行于喙突旁、胸小肌下方。其容易在斜角肌间隙、锁骨下间隙、胸小肌下间隙处卡压。患者长期低头玩手机，导致胸小肌、胸锁乳突肌、斜角肌痉挛，同时牵拉斜方肌、头颈半棘肌等肌肉，压迫臂丛神经、锁骨下动脉（经胸锁关节后方斜向外行至颈根部，呈弓状经胸膜顶前方，穿斜角肌间隙，至第 1 肋外侧缘续为腋动脉），引起肩关节周围血供不足，导致周围软组织缺血、缺氧，出现疼痛。从人体力学平衡角度出发，软组织损伤造成其

"力学状态"的改变，故选择松解右侧胸锁乳突肌胸骨头、右侧喙突、T_6 棘突右侧，从而减轻肌肉挛缩、牵拉，改善软组织的力学状态，缓解对臂丛神经及周围血管的压迫。

肩周炎案例二

患者，男，72 岁。主诉：左肩关节疼痛 4 个月。既往脑梗病史。查体：左手无自主活动，被动活动外展受限，左侧胸骨旁第 3 肋胸小肌压痛，上肢屈肌痉挛。

诊断：①左肩周炎；②脑梗死恢复期。

处理部位：①T_5 棘突左侧；②左侧胸骨旁第 3 肋胸小肌压痛处。

肩周炎案例二针刀操作图解见图 3-2。

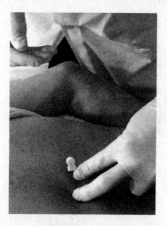 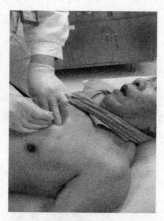

图 3-2　肩周炎案例二针刀操作图解

效果：被动活动时疼痛缓解，左肩关节被动活动度数增加。

针刀思路：患者左肩关节疼痛，被动活动时，肩关节外展活动方向受限。肩关节外展主要有三角肌、冈上肌参与。三角肌受腋神经支配。冈上肌受肩胛上神经支配。二者均来自颈椎发出的臂丛神经。臂丛神经容易在走行区域的斜角肌间隙、锁骨下间隙、胸小肌下间隙处卡压。患者有脑梗死病史，左侧肢体活动不利，查体提示胸小肌起点周围压痛，结合网眼理论，考虑胸小肌、胸大肌的痉挛、粘连，压迫臂丛神经及血管，使患者的力学平衡被打破，导致背部斜方肌、头半棘肌被动牵拉，进一步加重对臂丛神经及血管的压迫，影响肩部及上肢的神经支配及血液供应，故选择 T_5 棘突左侧、胸小肌压痛处来松解头半棘肌及胸小肌，减轻肩部及上肢的神经压迫，改善血液供应。

肩周炎案例三

患者，女，54 岁。主诉：反复右肩关节疼痛伴活动受限 7年。既往高血压、颈椎病、腰椎间盘突出症病史。查体：右肩关节上举 100°，背伸 15°，右侧三角肌压痛，T_2～T_4 棘突右侧压痛，L_3～L_4 棘突右侧压痛。右肩关节 MRI：①右肱骨头小滑膜疝；②右肩关节少量积液。

诊断：①颈椎退行性改变；②右肩周炎。

处理部位：①T_3 棘突右侧；②右侧三角肌止点压痛处。

肩周炎案例三针刀操作图解见图 3-3。

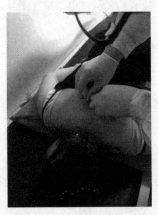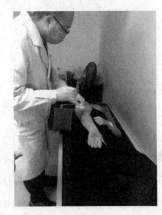

图 3-3　肩周炎案例三针刀操作图解

效果：第1步处理完后右肩关节疼痛稍缓解，右肩关节上举约110°；第2步处理完后右肩关节上举约140°，右肩关节疼痛减轻。

针刀思路：患者右肩关节疼痛，上举、背伸活动受限。肩关节上举、背伸主要由三角肌、喙肱肌、肱二头肌、胸大肌、肱三头肌、大圆肌、背阔肌等协同完成，其中，起主要作用的是三角肌。一方面，三角肌受腋神经支配，腋神经从臂丛后束发出后，斜向后行，与旋肱后动脉一起紧贴四边孔（由小圆肌、大圆肌、肱三头肌长头和肱骨外科颈内侧缘组成的解剖间隙）内上缘穿过该间隙，在三角肌后缘中点紧贴肱骨外科颈后面走行。结合患者查体提示三角肌压痛，考虑三角肌痉挛，压迫腋神经及旋肱后动脉，引起局部组织缺血、缺氧，故在右侧三角肌止点压痛处进行松解，解除神经及血管的卡压。另一方面，支配肩关节周围的神经主要来自颈椎发出的臂丛神经，患者查体提示颈腰多部位棘突旁压痛。考虑后面的头半棘肌、斜方肌等痉挛，导致一系列软组织损伤，影响运动系统的力学平衡，从而压迫臂丛神经及锁骨下动脉，造成肩关节疼痛、活动受限。故选择右侧 T_3 棘突松解头半棘肌，减轻神经压迫。

肩周炎案例四

患者，男，57岁。主诉：左肩关节疼痛伴活动受限1年余。查体：左肩关节外展、背伸受限，左侧喙突压痛，$C_2 \sim C_4$ 棘突两侧压痛（左侧为主），$T_1 \sim T_7$ 棘突左侧压痛。左肩关节 MRI：①左肱骨大结节少许小囊变；②左肩关节腔、喙突下滑囊及肩峰下滑囊少量积液。

诊断：左肩周炎。

处理部位：①左侧三角肌止点；②T_5 棘突左侧。

肩周炎案例四针刀操作图解见图 3-4。

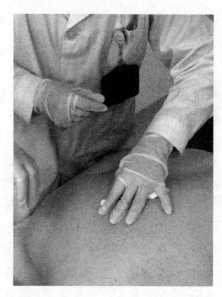

图 3-4　肩周炎案例四针刀操作图解

效果：左肩关节疼痛有所减轻，外展度数增加。

针刀思路：患者左肩关节疼痛伴外展、背伸活动受限，肩关节外展及后伸主要有三角肌、冈上肌参与。三角肌受腋神经支配，腋神经从臂丛后束发出后，斜向后行，与旋肱后动脉一起紧贴四边孔内上缘穿过该间隙，在三角肌后缘中点紧贴肱骨外科颈后面走行。冈上肌受肩胛上神经支配。二者均来自颈椎发出的臂丛神经。臂丛神经经斜角肌间隙走出，行于锁骨下动脉后方，经锁骨后方进入腋窝，并行于喙突旁、胸小肌下方。其容易在斜角肌间隙、锁骨下间隙、胸小肌下间隙处卡压。查体见 $C_2 \sim C_4$ 棘突两侧压痛（左侧为主），$T_1 \sim T_7$ 棘突左侧压痛，考虑慢性软组织损伤，出现胸小肌、胸锁乳突肌、斜角肌痉挛，同时牵拉斜方肌、头颈半棘肌等肌肉，压迫臂丛神经、锁骨下动脉，引起肩关节周围血供不足，导致周围软组织缺血、缺氧，出现疼痛。结合腋神经及旋肱后动脉走行，从人体的力学平衡角度出发，软组织

70

损伤造成其"力学状态"的改变，故选择松解左侧三角肌止点、T_5 棘突左侧，从而减轻神经及血管的压迫。

肩周炎案例五

患者，男，52 岁。查体：右侧喙突压痛，右肩关节上举、外展、后伸活动受限。

诊断：右肩周炎。

处理部位：右侧喙突。

肩周炎案例五针刀操作图解见图 3-5。

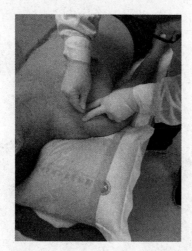

图 3-5 肩周炎案例五针刀操作图解

效果：疼痛缓解。

针刀思路：患者右肩关节上举、外展、后伸受限。肩关节的活动主要由三角肌、胸大肌、喙肱肌、肱二头肌、背阔肌、冈上肌等完成。考虑软组织退行性改变。患者右侧喙突压痛明显，是此次病变关键部位，是发生瘢痕、粘连、挛缩最集中的部位。结合臂丛神经行于喙突旁、胸小肌下方，故选择右侧喙突松解胸小肌从而减轻对臂丛神经的压迫。

71

┌──────────────┐
│ **肩周炎案例六** │
└──────────────┘

患者，女，57岁。主诉：左肩关节、左肘关节外侧疼痛1个月余。查体：左肩关节背伸受限（L_2水平），左侧肱骨外上髁压痛，左侧胸锁乳突肌胸骨头、锁骨头压痛，T_3～T_5棘突左侧压痛。左肩关节MRI：①左锁骨及肱骨上段骨髓水肿；②左冈上肌肌腱局部损伤可能；③左肩关节积液；④关节周围软组织肿胀。

诊断：①左侧肱骨外上髁炎；②左侧肩周炎。

处理部位：T_5棘突左侧。

肩周炎案例六针刀操作图解见图3-6。

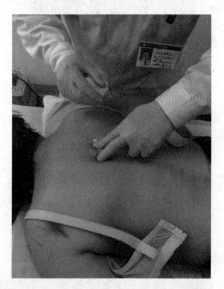

图3-6　肩周炎案例六针刀操作图解

效果：左肘关节外侧疼痛减轻，左肩关节背伸改善（T_{12}水平）。

针刀思路：患者左肩关节背伸受限，左肘外侧疼痛明显。肩关节背伸主要由三角肌后部纤维、背阔肌、大圆肌、肱三头肌等完成。

左肘外侧主要是桡神经（C_5～C_8 神经和第 1 对胸神经前支组成）支配区域。三角肌由腋神经支配，背阔肌由胸背神经（C_6～C_8）支配，大圆肌由肩胛下神经（C_5～C_7）支配，肱三头肌由桡神经支配。以上神经均来自颈椎发出的臂丛。患者为老年女性，存在颈椎退行性改变，查体提示左侧胸锁乳突肌胸骨头、锁骨头压痛，T_3～T_5 棘突左侧压痛。考虑胸锁乳突肌痉挛及头半棘肌、颈夹肌、斜方肌牵拉，压迫臂丛出口。故选择 T_5 棘突左侧松解以减轻后部肌肉的牵拉，缓解胸锁乳突肌的痉挛，减轻神经压迫。

> 肩周炎案例七

患者，女，56 岁。主诉：左肩关节疼痛伴活动受限 2 年。既往糖尿病、腰椎间盘突出症病史，血糖控制不佳。查体：左肩关节上举、背伸受限，左侧喙突、双侧胸锁乳突肌胸骨头压痛，左侧胸锁乳突肌较右侧痉挛，C_2 棘突两侧压痛，T_3～T_4 棘突两侧压痛。

处理部位：①左侧喙突；②左上臂三角肌止点；③T_6 棘突左侧。

肩周炎案例七针刀操作图解见图 3-7。

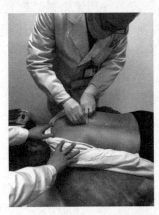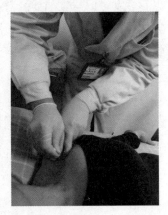

图 3-7　肩周炎案例七针刀操作图解

效果：左肩关节上举、背伸改善。

针刀思路：患者左肩关节疼痛伴活动受限，考虑肩周炎。肩关节上举、背伸受限，考虑肩关节周围肌肉出现缺血、缺氧引起疼痛。三角肌受腋神经支配，背阔肌由胸背神经支配，大圆肌由肩胛下神经支配，肱三头肌由桡神经支配。以上神经均来自颈椎发出的臂丛。患者为老年女性，查体提示左侧喙突、双侧胸锁乳突肌胸骨头压痛，左侧胸锁乳突肌较右侧痉挛，C_2 棘突两侧压痛，$T_3 \sim T_4$ 棘突两侧压痛。考虑前面胸小肌、胸锁乳突肌痉挛及后部头半棘肌、颈夹肌、斜方肌等肌肉牵拉，压迫臂丛、锁骨下动脉，引起肩关节周围组织血供不足，出现缺血、缺氧。故选择左侧喙突松解胸小肌以减轻前面肌肉的痉挛，左上臂三角肌止点松解增加上肢活动度、改善局部血供，T_6 棘突左侧松解以减轻后部肌肉的牵拉，缓解神经及血管压迫。

二、肱骨外上髁炎案例

> **肱骨外上髁炎案例一**

患者，女，62 岁。主诉：右肘关节疼痛 3 个月，前臂旋转时疼痛加重。查体：局部无明显肿胀，右侧肱骨外上髁压痛，右侧肱骨下段 1/3 处压痛，T_6 棘突右侧压痛。

诊断：右侧肱骨外上髁炎。

处理部位：①上臂中下 1/3 处桡神经；②T_6 棘突右侧。

肱骨外上髁炎案例一针刀操作图解见图 3-8。

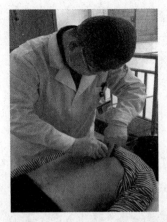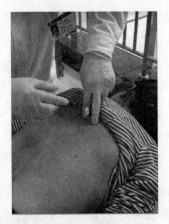

图 3-8　肱骨外上髁炎案例一针刀操作图解

效果：疼痛缓解。

针刀思路：患者右肘关节疼痛，考虑右侧肱骨外上髁炎。右侧肱骨外上髁周围受桡神经支配，桡神经为臂丛后束的分支，经肱三头肌长头和内侧头之间，沿桡神经沟绕肱骨中段后面旋行向外下，在肱骨外上髁前方分为浅支和深支分布于前臂。桡神经容易在三边孔、桡神经沟、旋后肌卡压，故选择在上臂中下 1/3 处桡神经减压，松解局部肌肉，减轻桡神经压迫。患者为老年女性，查体提示 T_6 棘突右侧压痛，以人体弓弦力学理论为基础，损伤软组织行径路线为导向，由点及面，考虑后部头半棘肌、颈夹肌、斜方肌等肌肉痉挛，压迫臂丛、锁骨下动脉，引起关节周围组织血供不足，出现缺血、缺氧。同时 T_6 棘突压痛明显，提示是发生粘连、瘢痕、挛缩的集中部位，故选择 T_6 棘突右侧松解以减轻后部肌肉的牵拉，缓解神经及血管压迫。

┌─────────────────────┐
│ 肱骨外上髁炎案例二 │
└─────────────────────┘

患者，男，47 岁。主诉：右肘关节外侧疼痛半年。颈部僵痛 20 余年，右肘关节局部曾多次行封闭、针刀、针灸等治疗，效果不佳。查体：右侧肱骨外上髁压痛，右侧肱桡肌压痛，右侧喙突、双侧 3～5 肋胸小肌、C_2～C_4 棘突右侧压痛。右肘关节彩超示：右侧肘关节伸肌总腱附着端增厚。

诊断：右侧肱骨外上髁炎。

处理部位：①右侧肱骨中下段 1/3 桡神经走行处；②T_3 棘突右侧、右侧喙突。

肱骨外上髁炎案例二针刀操作图解见图 3-9。

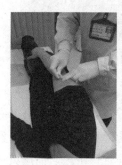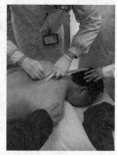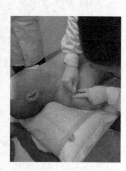

图 3-9　肱骨外上髁炎案例二针刀操作图解

效果：右肘关节疼痛缓解。

针刀思路：患者右肘关节外侧疼痛，查体提示右侧肱骨外上髁压痛，右侧肱桡肌压痛，考虑右侧肱骨外上髁炎。肱桡肌受桡神经支配，桡神经为臂丛后束的分支，经肱三头肌长头和内侧头之间，沿桡神经沟绕肱骨中段后面旋行向外下，在肱骨外上髁前方分为浅支和深支分布于前臂。桡神经容易在三边孔、桡神经沟、旋后肌处卡压，故选择在上臂中下 1/3 处桡神经减压，松解局部肌肉，减轻桡神经卡压。患者查体提示右侧喙突、双侧 3～5 肋胸小肌压痛、C_2～C_4 棘突右侧压痛，以人体弓弦力学理论为基础，损伤软组织行径路线为导向，由点及面，考虑头半棘肌、颈夹肌、胸锁乳突肌、胸小肌等肌肉痉挛，压迫臂丛神经、锁骨下动脉，引起肩关节周围组织血供不足，出现缺血、缺氧。故选择 T₃ 棘突右侧松解后部肌肉、右侧喙突松解胸小肌，从而减轻对神经、血管的压迫。

三、拇指屈肌腱鞘炎案例

患者，女，53 岁。主诉：右手拇指屈伸不利、疼痛 1 个月。颈肩部僵痛不适，伴头晕。既往高血压病史。查体：右手第 1 掌指关节压痛明显，局部触及一黄豆样大小结节，手指屈伸时感到结节状物滑动，右手拇指屈伸不利，伴有弹响，疼痛明显。

诊断：右手拇指屈肌腱鞘炎。

处理部位：右手拇指屈肌腱鞘。

拇指屈肌腱鞘炎案例针刀操作图解见图 3-10。

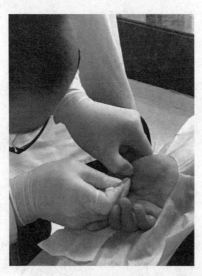

图 3-10　拇指屈肌腱鞘炎案例针刀操作图解

效果：右手拇指屈伸活动度增加。

针刀思路：拇指屈肌腱鞘炎是由于指屈肌腱鞘与掌指关节处的指屈肌肌腱纤维鞘管反复摩擦，产生慢性无菌性炎症反应，局部出现渗出、水肿和纤维化，鞘管壁变厚，肌腱局部变粗，阻碍肌腱在该处滑动而引起的病变。当肿大的肌腱通过狭窄的鞘管隧道时，会发生弹响。故选择右手拇指屈肌腱鞘局部松解腱鞘卡压，切开水肿增厚鞘管。

四、桡骨茎突狭窄性腱鞘炎案例

> ### 桡骨茎突狭窄性腱鞘炎案例一

患者，女，44 岁。主诉：右腕内侧疼痛 1 个月，右腕屈曲疼痛明显，前臂内旋、外旋疼痛。查体：脊柱侧弯，上胸椎向左，下胸椎向右。

诊断：桡骨茎突狭窄性腱鞘炎。

处理部位：①T_5 棘突右侧；②T_{11} 棘突左侧。

桡骨茎突狭窄性腱鞘炎案例一针刀操作图解见图 3-11。

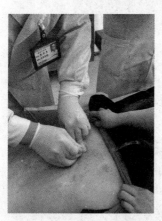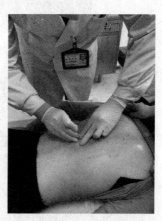

图 3-11　桡骨茎突狭窄性腱鞘炎案例一针刀操作图解

效果：疼痛缓解。

针刀思路：患者右腕内侧疼痛，前臂屈曲、内外旋均出现疼痛。上述部位及运动的支配神经均来自臂丛神经。患者脊柱侧弯，上胸椎向左，下胸椎向右，脊柱左右的力学平衡被打破，使得棘旁肌肉力量失衡，半棘肌、棘肌、斜方肌等痉挛压迫臂丛神经出口，从而出现临床症状。根据人体弓弦力学理论，将上胸椎左侧定义为"弓"，右侧定义为"弦"，下胸椎右侧定义为"弓"，左侧定义为"弦"，"调弦而使弓弦平衡"，治疗思路在于进行脊柱矫形，使脊柱正而两侧肌肉达到平衡。故选择在脊柱侧弯处"弦"的一侧进行矫正。

桡骨茎突狭窄性腱鞘炎案例二

患者，女，60 岁。主诉：双手指指间关节疼痛、屈伸不利伴指尖麻木 1 年余，十指远节以麻木为主。既往高血压、糖尿病、胃溃疡、腔隙性脑梗死（腔梗）病史，长期低头工作史。查体：双侧喙突、胸小肌压痛，双侧胸锁乳突肌胸骨头、锁骨头压痛，C_2 棘突两侧压痛，背部肌肉板滞僵硬，$T_4 \sim T_6$ 棘突两侧压痛（左侧为主），$L_4 \sim S_1$ 棘突两侧压痛，双侧坐骨结节压痛。

诊断：桡骨茎突狭窄性腱鞘炎。

处理部位：双侧喙突。

桡骨茎突狭窄性腱鞘炎案例二针刀操作图解见图 3-12。

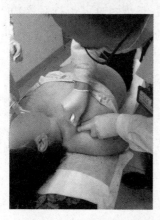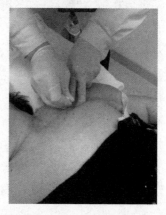

图 3-12 桡骨茎突狭窄性腱鞘炎案例二针刀操作图解

效果：右手指麻木有所减轻，指间关节屈伸明显更灵活。

针刀思路：患者双手指指间关节疼痛、屈伸不利伴指尖麻木。手指运动主要由指浅屈肌、指伸屈肌、指伸肌等完成，分别由正中神经、尺神经、桡神经支配，这些神经均来自颈椎发出的臂丛神经。臂丛神经经斜角肌间隙走出，行于锁骨下动脉后方，经锁骨后方进入腋窝，并行于喙突旁、胸小肌下方。结合患者查体提示双侧喙突、胸小肌压痛，双侧胸锁乳突肌胸骨头、锁骨头压痛，考虑胸小肌、胸锁乳突肌痉挛，压迫臂丛神经及锁骨下动脉，故选择双侧喙突松解胸小肌从而减轻对神经、血管的压迫。

第二节　下肢疾病

一、髋关节炎案例

> **髋关节炎案例一**

患者，女，31 岁。主诉：右髋关节、右膝关节疼痛、酸软 5 年。下蹲后右腿有紧绷感，下蹲后开步困难，步行后（约 10 分钟）右膝关节发热，腰部胀痛。查体：双侧胸锁乳突肌胸骨头压痛，双侧喙突压痛（右侧为主），左侧胸骨旁第 3 肋压痛，右侧腹股沟中点压痛，$C_2 \sim C_5$ 棘突左侧压痛，L_1 棘突左侧压痛，右膝关节内侧压痛。

诊断：①右髋关节炎；②右膝关节炎。

处理部位：①双侧胸锁乳突肌胸骨头；②右股骨内侧髁；③右股骨外侧髁；④髌骨上缘股直肌。

髋关节炎案例一针刀操作图解见图 3-13。

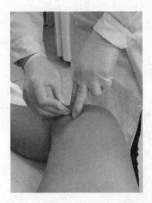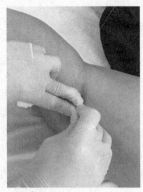

图 3-13　髋关节炎案例一针刀操作图解

效果：第 1 步，双侧胸锁乳突肌胸骨头以针刀处理后，腰部胀痛减轻，右髋关节酸胀减轻，右侧腹股沟压痛点压痛减轻，左侧胸部第 3 肋压痛减轻。第 2 步右股骨内侧髁以针刀处理后，右膝关节内侧酸软有所减轻。第 3 步右股骨外侧髁以针刀处理后，右膝关节酸软及下蹲疼痛有所减轻。第 4 步髌骨上缘股直肌以针刀处理后，右腿紧绷感及疼痛减轻 50%。

针刀思路：患者职业为教师，长期站立及采取坐位，颈腰椎负荷增大，引起后部的斜方肌、背阔肌、竖脊肌、半棘肌、腰方肌张力增高，影响人体整体力学结构，导致前面的胸小肌、胸锁乳突肌等挛缩，肌肉紧张使代谢产物潴留，微循环障碍，出现腰痛、右髋关节及右膝关节疼痛。查体可见颈部压痛。人体不同区域之间存在相互联系，软组织挛缩改变了关节力学平衡，加速关节退行性改变。故选择松解双侧胸锁乳突肌胸骨头减轻前面肌肉的挛缩，从而缓解后面肌肉的痉挛，减轻对神经的压迫。患者右膝关节股骨内外侧髁局部有压痛，考虑腓肠肌张力过高，出现局部牵拉，故选择局部压痛点松解肌肉。患者下蹲后有紧绷感。膝关节屈伸主要由股直肌支配，故选择松解髌骨上缘股直肌以缓解膝关节屈伸障碍。

患者，男，11 岁。主诉：反复右髋关节疼痛 2 年。髋关节 MRI 提示右髋关节积液。查体：右侧"4"字试验阳性，右髋关节过屈、过伸疼痛，右侧腹股沟中点压痛，脊柱侧弯（上胸椎向右，下胸椎向左），T_5～T_8 棘突旁压痛。

诊断：右髋关节滑膜炎。

处理部位：①T_5 棘突左侧；②T_8 棘突右侧。

髋关节炎案例二针刀操作图解见图 3-14。

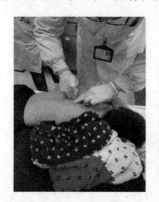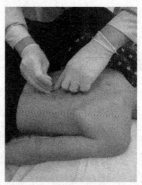

图 3-14　髋关节炎案例二针刀操作图解

效果：右髋关节疼痛缓解。

针刀思路：患者右髋关节过屈、过伸疼痛。屈髋关节主要由髂腰肌、股四头肌、缝匠肌完成，伸髋关节主要由臀大肌、股二头肌、半腱肌、半膜肌完成，以上肌肉的支配神经主要来自股神经、坐骨神经及臀下神经，均起于腰丛或骶丛。患者脊柱侧弯，上胸椎向右，下胸椎向左，脊柱侧弯使得脊柱两旁的肌肉力量失衡，出现棘肌、半棘肌、多裂肌痉挛，从而压迫腰丛或骶丛，引起神经血供障碍，造成不同程度的感觉及运动功能障碍。根据人体弓弦力学理论，将上胸椎右侧定义为"弓"，左侧定义为

"弦",下胸椎左侧定义为"弓",右侧定义为"弦","调弦而使弓弦平衡",治疗上强调脊柱矫形,使脊柱正而两侧肌肉达到平衡,故选择脊柱侧弯处"弦"的一侧进行矫正。

二、膝关节炎案例

膝关节炎案例一

患者,男,62岁。主诉:右膝关节酸、软、胀2个月。查体:$C_2 \sim C_3$ 棘突左侧压痛,左侧 $T_3 \sim T_7$ 棘突压痛,双侧胸腰结合部(T_{11}、T_{12}、L_1)压痛(左侧明显),L_4 横突左侧压痛,右侧胫骨平台内侧压痛,右膝关节下蹲受限。右膝关节 MRI:①右髌骨骨髓水肿;②右膝关节少量积液;③关节周围软组织稍肿胀;④右膝关节外侧半月板前后角及内侧半月板后角变性。

诊断:①右膝关节骨性关节炎;②右膝关节半月板变性;③右膝关节积液。

处理部位:①T_7 棘突左侧;②右侧胫骨平台内侧压痛点。

膝关节炎案例一针刀操作图解见图3-15。

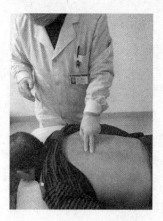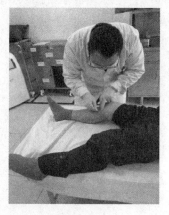

图3-15 膝关节炎案例一针刀操作图解

效果：右膝关节酸软稍有缓解。

针刀思路：患者自觉右膝关节酸软。膝关节周围有股四头肌、股二头肌、半腱肌、半膜肌、腓肠肌等肌肉，以上肌肉主要受股神经、坐骨神经支配，两者来源于腰骶丛。患者查体提示 $T_3 \sim T_7$ 棘突左侧压痛，双侧胸腰结合部（T_{11}、T_{12}、L_1）压痛，考虑脊柱两侧棘肌、半棘肌力量失衡，肌肉出现痉挛压迫腰骶丛神经出口，故而选择胸椎棘旁为进针点松解半棘肌、棘肌，平衡脊柱两侧肌肉，减轻右侧肌肉对神经的压迫，缓解膝关节症状。同时，患者右侧胫骨平台内侧局部压痛，胫骨平台内侧为缝匠肌、半腱肌、半膜肌止点处，是发生粘连、瘢痕、挛缩最集中的部位，故选择松解压痛点，减轻局部肌肉痉挛。

膝关节炎案例二

患者，女，67 岁。主诉：双膝关节疼痛、屈曲受限 2 年。下蹲困难。查体：脊柱侧弯，$T_4 \sim T_5$ 向右侧弯，T_5 棘突旁压痛。

诊断：双膝关节退行性改变。

处理部位：T_5 棘突左侧。

膝关节炎案例二针刀操作图解见图 3-16。

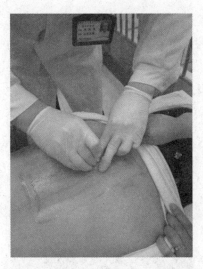

图 3-16　膝关节炎案例二针刀操作图解

效果：双膝关节屈曲改善，下蹲较前容易。

针刀思路：患者双膝关节疼痛、屈曲受限。膝关节屈曲主要由股四头肌、半腱肌、半膜肌、股二头肌、腓肠肌完成，以上肌肉主要由股神经、坐骨神经支配，两者来源于腰骶丛。患者查体提示脊柱侧弯，脊柱两旁肌肉力学失衡，一侧棘肌、半棘肌痉挛压迫腰丛或骶丛出口，引起神经血供障碍，出现以上感觉及运动功能障碍。根据人体弓弦力学理论，胸椎右侧定义为"弓"，左侧定义为"弦"，"调弦而使弓弦平衡"，故治疗上强调脊柱矫形，选择脊柱侧弯处"弦"的一侧进行矫正，使脊柱正而两侧肌肉达到平衡，减轻棘肌、半棘肌对神经的压迫，缓解膝关节症状。

┌─ ─ ─ ─ ─ ─ ─ ┐
│ **膝关节炎案例三** │
└ ─ ─ ─ ─ ─ ─ ─┘

患者，男，41 岁。主诉：双膝关节酸痛 1 年。既往腰痛、颈部疼痛、头痛。查体：右侧喙突压痛，双侧胸锁乳突肌胸骨头、锁骨头压痛，C_2 棘突两侧压痛，$T_4 \sim T_6$ 棘突左侧压痛，右膝关节研磨试验阳性。

　　诊断：双膝关节炎。

　　处理部位：右侧胸锁乳突肌胸骨头。

　　膝关节炎案例三针刀操作图解见图 3-17。

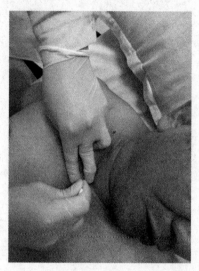

图 3-17　膝关节炎案例三针刀操作图解

　　效果：膝关节痛缓解。

　　针刀思路：患者双膝关节酸痛，考虑其支配神经血供障碍，产生相应的感觉功能障碍。支配膝关节周围的神经主要为股神经、坐骨神经，两者来源于腰骶丛。患者的工作是维修汽车，需长期低头，既往有颈腰部疼痛病史，现查体可见颈椎、胸椎多部位出现压痛。考虑后部的棘肌、半棘肌、多裂肌等受到牵拉而紧张，出现张力增高的表现，从而压迫腰骶部神经出口。当人体软组织发生适应性改变时，组织的力学性能会发生改变。后部肌肉的长期牵拉，使得前面的胸小肌、胸锁乳突肌等产生痉挛、挛缩，故而出现肌肉起止点处压痛明显，因此治疗上选择右侧胸锁乳突肌胸骨头为进针点松解胸锁乳突肌，解除前面肌肉的紧张，纠正脊柱前后的组织力学状态，从而缓解后面棘肌、半棘肌、多裂肌的痉挛，减轻肌肉对腰骶部神经的压迫，缓解膝关节症状。

膝关节炎案例四

患者，女，73岁。主诉：双膝关节疼痛30余年，加重伴活动受限1个月。跛行，右膝关节外翻。查体：脊柱侧弯（上胸椎向右，下胸椎向左），胸腰椎广泛压痛，双侧股骨内外侧髁、胫骨平台内外侧压痛。双膝关节MRI：①双膝关节退行性改变伴双侧股骨内侧髁、胫骨平台骨髓水肿；②双膝关节积液；③双膝关节周围软组织肿胀；④右腘窝小囊肿；⑤右膝关节皮下脂肪层多发迂曲扩张血管影；⑥双膝关节内侧半月板体部及后角磨损；⑦外侧半月板后角变性；⑧双膝关节前交叉韧带损伤可能。

诊断：①双膝关节骨性关节炎；②退行性脊柱炎。

处理部位：①T_8棘突右侧；②右侧股骨内外侧髁；③左侧股骨内外侧髁及胫骨平台内外侧（快针）。④双侧坐骨结节。

膝关节炎案例四针刀操作图解见图3-18。

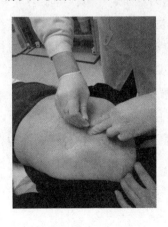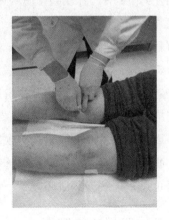

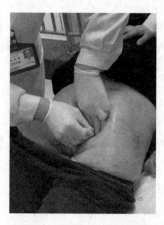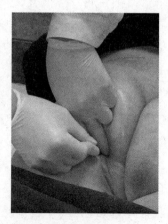

图 3—18　膝关节炎案例四针刀操作图解

效果：双膝关节疼痛减轻。

针刀思路：患者双膝关节疼痛伴活动受限，考虑其支配神经血供障碍，产生相应的感觉和运动功能障碍。支配膝关节周围的神经主要为股神经、坐骨神经，两者来源于腰骶丛。患者为老年女性，查体可见胸腰椎广泛压痛、脊柱侧弯（上胸椎向右，下胸椎向左），其中，脊柱侧弯使两侧的棘肌、半棘肌等的力量失衡，肌肉痉挛压迫腰骶部神经出口，故而选择右侧胸椎棘旁为进针点松解棘肌，平衡脊柱两侧肌肉，减轻右侧棘肌、半棘肌等对神经的压迫，缓解膝关节症状。患者双膝关节活动受限，以屈曲运动为主。膝关节屈曲运动主要由缝匠肌、股二头肌、半腱肌、半膜肌完成，这些肌肉的起止点主要位于坐骨结节、胫骨平台内侧端。现查体提示双侧股骨内外侧髁、胫骨平台内外侧局部均有压痛。肌肉起止点是容易产生粘连、瘢痕、挛缩的部位，故选择松解起止点，缓解局部肌肉痉挛。

三、腓骨感染案例

患者，女，66 岁。主诉：右小腿胀痛 1 年。既往高血压、脑梗死病史。查体：C_2 棘突压痛，头半棘肌压痛，胸椎全段压痛。右小腿 MRI：①右腓骨中段改变，考虑感染性病变可能，其他待排；②右小腿周围软组织肿胀，右跟骨骨髓水肿，右踝关节少量积液。腰椎 MRI：①腰椎退行性改变；②$L_2 \sim S_1$ 椎间盘变性；③$L_4 \sim S_1$ 椎间盘膨出；④$S_2 \sim S_3$ 平面骶管囊肿。

　　诊断：①右腓骨中段慢性低滴度感染；②腰椎间盘突出症。

　　处理部位：$T_5 \sim T_8$ 棘突右侧。

　　腓骨感染案例针刀操作图解见图 3-19。

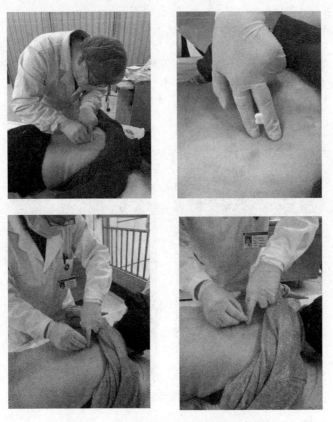

图 3-19　腓骨感染案例针刀操作图解

效果：症状缓解。

针刀思路：患者右小腿后侧疼痛，考虑其支配神经血供障碍，产生相应的感觉障碍。右小腿主要由腓肠神经支配，而腓肠神经是坐骨神经的一细小分支，坐骨神经起于骶丛。患者为老年女性，查体可见胸椎全段压痛，考虑脊柱退行性改变，导致棘肌、半棘肌、多裂肌出现挛缩、堵塞、缺血、缺氧，压迫腰骶部神经出口，出现临床症状，故而选择胸椎棘旁为进针点松解棘肌，减轻右侧棘肌对神经的压迫，缓解腿部疼痛。

四、跟痛症案例

患者，女，54 岁。主诉：左侧足跟部疼痛 1 个月。查体：左侧 L_3、L_4 横突压痛。

诊断：跟痛症。

处理部位：左侧 L_3、L_4、L_5 横突下。

跟痛症案例针刀操作图解见图 3-20。

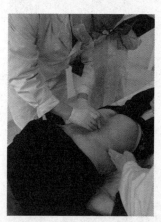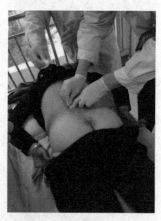

图 3-20　跟痛症案例针刀操作图解

效果：症状缓解。

针刀思路：足跟周围主要由胫神经支配，胫神经是坐骨神经的分支，坐骨神经起于骶丛。患者查体示左侧 L_3、L_4 横突压痛，考虑腰背筋膜、棘肌因摩擦、劳损而发生粘连、堵塞，刺激 L_4、L_5 神经根，从而致足跟疼痛，故选择左侧 L_3、L_4、L_5 横突下 L_4、L_5、S_1 神经根触激来治疗。

第三节 脊柱疾病

一、颈椎病案例

颈椎病案例一

患者，女，40 岁。主诉：颈肩部疼痛 5 年，头晕、恶心、头痛，近 1 个月发现血压升高。长时间低头工作史。查体：双侧胸锁乳突肌胸骨头压痛，右侧喙突压痛，C_2 棘突两侧压痛，T_3～T_5 棘突左侧压痛，L_1、L_3 棘突右侧压痛。颈椎 MRI：①颈椎骨质增生；②C_2～T_1 椎间盘变性；③C_3～C_5 椎间盘轻度中央后型突出；④C_5～C_7 椎间盘轻度膨出；⑤C_7 椎体上缘 I 型终板炎；⑥蝶窦炎。

诊断：颈椎病。

处理部位：双侧胸锁乳突肌胸骨头、喙突。

颈椎病案例一针刀操作图解见图 3-21。

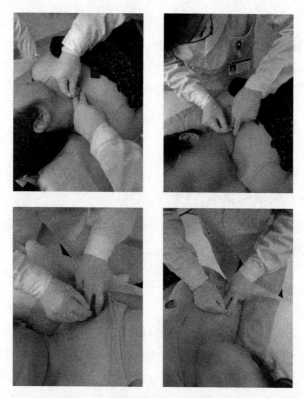

图 3-21　颈椎病案例一针刀操作图解

效果：颈肩部疼痛缓解。

针刀思路：患者颈肩部疼痛不适，考虑支配颈肩部的神经血供障碍，产生相应的感觉功能障碍。患者长期低头工作，前面的胸小肌、胸锁乳突肌挛缩、痉挛，后面的棘肌、半棘肌、斜方肌等因牵拉而紧张，张力增高，压迫臂丛神经出口。臂丛神经经斜角肌间隙走出，行于锁骨下动脉后方，经锁骨后方进入腋窝，并行于喙突旁、胸小肌下方。其容易在斜角肌间隙、锁骨下间隙、胸小肌下间隙处卡压。患者查体示双侧胸锁乳突肌胸骨头压痛、右侧喙突压痛，故选择松解双侧胸锁乳突肌胸骨头、喙突减轻前面肌肉的挛缩，从而缓解后面肌肉的痉挛，减轻对臂丛神经的压迫。

患者，女，48岁。主诉：颈肩部疼痛伴左上肢疼痛、麻木10余天。时有头晕、头痛，以左肩关节及左上臂刺痛为主，前臂及左手拇指、食指、中指三指麻木，有心悸症状，有腔梗，可疑冠心病。查体：左侧喙突压痛，左侧胸锁乳突肌胸骨头、锁骨头压痛，枕外隆凸、左上项线至C_6左侧压痛，$T_2 \sim T_{12}$左侧压痛，$L_3 \sim L_5$左侧压痛。

诊断：颈椎病。

处理部位：左侧喙突。

颈椎病案例二针刀操作图解见图3-22。

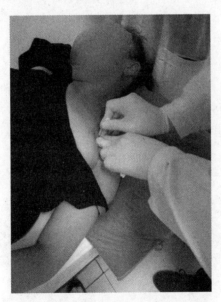

图3-22 颈椎病案例二针刀操作图解

效果：左肩关节疼痛有所缓解。

针刀思路：患者以左肩关节及左上肢疼痛为主，伴左手拇指、食指、中指三指麻木，考虑支配左肩关节及左上肢的神经血供障碍，导致一系列感觉功能障碍。结合患者临床表现，考虑其主要是正中神经、桡神经卡压。而以上两种神经主要来源于臂丛神经，臂丛神经容易在斜角肌间隙、锁骨下间隙、胸小肌下间隙处卡压。患者查体可见左侧喙突及胸锁乳突肌起点处压痛，故选择左侧喙突为进针点松解喙肩韧带及胸小肌，同时减轻对臂丛神经的压迫。

颈椎病案例三

患者，女，48岁。主诉：颈肩部胀痛1个月余。左侧为主，右侧颈部酸软，颈部僵直，双肩沉重感。1个月前车祸挥鞭伤（由后方或侧方撞击所致的颈部加速、减速造成的骨或软组织损伤）。查体：双侧喙突压痛（左侧为主），胸锁乳突肌胸骨头、锁骨头压痛（左侧为主），$C_2 \sim C_6$ 棘突两侧压痛（左侧为主），$T_3 \sim T_6$ 棘突左侧压痛，$L_3 \sim L_5$ 棘突左侧压痛。

诊断：颈椎病。

处理部位：①左侧喙突；②左侧胸锁乳突肌胸骨头；③左侧胸锁乳突肌锁骨头（快针）。

颈椎病案例三针刀操作图解见图3-23。

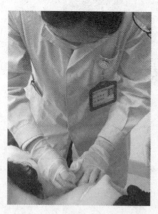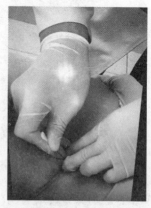

图 3-23　颈椎病案例三针刀操作图解

效果：双肩疼痛、沉重感减轻约 20%。

针刀思路：患者 1 个月前有车祸挥鞭伤，导致局部肌肉出现瘢痕、粘连、挛缩、堵塞，后面的斜方肌、竖脊肌、半棘肌张力增高，脊柱前后肌肉的力量失衡，故而前面的胸小肌、胸大肌、胸锁乳突肌挛缩。查体可见左侧喙突、左侧胸锁乳突肌压痛，故选择松解左侧喙突、胸锁乳突肌胸骨头及锁骨头，缓解前面肌肉的挛缩，从而使后面肌肉的张力随之降低。

颈椎病案例四

患者，女，46 岁。主诉：左肩关节、左腰疼痛 10 年。颈部僵痛。查体：脊柱侧弯，胸椎向右侧弯，腰椎向左侧弯。全脊柱 MRI：①颈腰椎退行性改变；②$C_2 \sim C_7$、$L_5 \sim S_1$ 椎间盘变性；③$C_3 \sim C_7$、$L_5 \sim S_1$ 椎间盘膨出；④$L_3 \sim S_1$、$C_6 \sim C_7$ 椎体缘 I 型终板炎。

诊断：颈椎病。

处理部位：T_7、T_6 棘突左侧。

颈椎病案例四针刀操作图解见图 3-24。

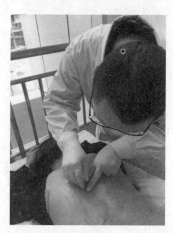

图 3-24　颈椎病案例四针刀操作图解

效果：症状好转，左肩关节疼痛缓解较明显。

针刀思路：患者颈、肩、腰疼痛，影像学检查提示颈腰椎退行性改变。患者脊柱侧弯，胸椎向右侧弯，腰椎向左侧弯。一方面，脊柱侧弯使棘旁肌肉力量失衡，头棘肌、头半棘肌等痉挛压迫臂丛神经出口，影响支配区域的神经血供，从而出现左肩关节疼痛；另一方面，腰椎向左侧弯，左侧张力高，使得多裂肌、胸最长肌等痉挛压迫腰部神经出口，故而引起腰痛。根据人体弓弦力学理论，将胸椎右侧定义为"弓"，左侧定义为"弦"，腰椎左侧定义为"弓"，右侧定义为"弦"。治疗在于强调脊柱矫形，"调弦而使弓弦平衡"，使脊柱正而两侧肌肉达到平衡。故选择脊柱侧弯处"弦"的一侧进行矫正。

颈椎病案例五

患者，男，37 岁。主诉：左侧颈肩部疼痛 2 周，颈椎前屈受限。长期低头，有颈椎病。查体：C_2 棘突两侧压痛（左侧为主），T_1～T_6 棘突两侧压痛（左侧为主）。

诊断：颈椎病。

处理部位：T_4 棘突左侧。

颈椎病案例五针刀操作图解见图 3-25。

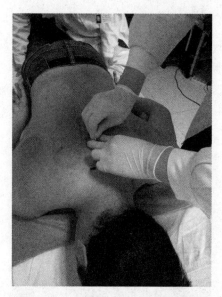

图 3-25 颈椎病案例五针刀操作图解

效果：前屈疼痛减轻。

针刀思路：患者左侧颈肩部疼痛，颈椎前屈受限，结合患者病史及查体，考虑颈椎病。颈椎病发病的重要原因之一是软组织变形、增生、粘连、钙化，对血管和神经产生刺激和压迫。患者长期低头导致软组织出现以上改变，颈前肌肉胸锁乳突肌、胸小肌出现挛缩，脊柱前后肌肉力量失衡，颈背部的头颈棘肌、半棘肌、斜方肌等受到牵拉，张力增高。治疗关键在于解除颈背部肌肉张力。因 T_4 是头半棘肌、胸半棘肌重叠处，故选择左侧 T_4 棘突解除张力点，达到前后肌肉力量平衡的目的。

二、颈腰综合征案例

患者，女，37 岁。主诉：左侧颈肩部疼痛、左上肢酸软 3 年，于 3 年前因"卵巢畸胎瘤"行"子宫＋卵巢全切除"。查体：左侧喙突、左侧胸锁乳突肌胸骨头压痛，胸椎左侧广泛压痛，脊柱侧弯。颈椎 MRI：①颈椎退行性改变；②$C_3 \sim C_7$ 椎间盘变性；③$C_6 \sim C_7$ 椎间盘轻度中央后型突出，$C_3 \sim C_6$ 椎间盘膨出。

诊断：颈腰综合征。

处理部位：①左侧喙突；②左侧胸锁乳突肌胸骨头；③T_6 棘突左侧；④T_{11} 棘突左侧（快针）。

颈腰综合征案例针刀操作图解见图 3-26。

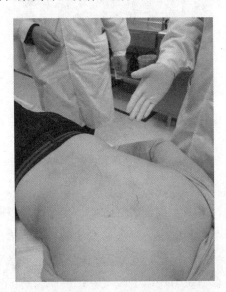

图 3-26　颈腰综合征案例针刀操作图解

效果：左侧颈肩部疼痛较前缓解。

针刀思路：患者左侧颈肩部疼痛、左上肢酸软。肩关节及上肢的支配神经均来自颈椎发出的臂丛神经。患者是教师，长期伏案工作，使得前面的胸小肌、胸锁乳突肌出现挛缩，肌肉紧张度增加，此时脊柱前后的力学平衡被打破，后面的头半棘肌、颈棘肌、斜方肌受到牵拉而紧张，从而压迫臂丛神经及血管，影响肩部及上肢的支配神经及血液供应。结合患者查体，选择左侧喙突、左侧胸锁乳突肌胸骨头、T_6 棘突左侧、T_{11} 棘突左侧来松解胸小肌、胸锁乳突肌及头半棘肌，缓解肌肉紧张，解除对神经及血管的压迫。

三、腰肌劳损案例

患者，男，44 岁。主诉：腰痛 5 个月。腰部胀痛，腰骶部紧绷感。经两次针刀及穴位注射后腰痛缓解 50%。弯腰及下蹲疼痛明显。查体：C_2 棘突两侧压痛，$L_3 \sim S_1$ 棘突两侧压痛，两侧髂嵴压痛。

诊断：腰肌劳损。

处理部位：C_2 棘突两侧。

腰肌劳损案例针刀操作图解见图 3-27。

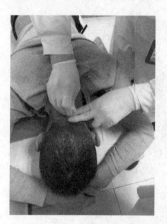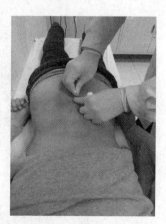

图 3-27 腰肌劳损案例针刀操作图解

效果：弯腰时腰骶部紧绷感缓解。

针刀思路：患者腰痛，以腰骶部棘突两侧压痛明显，弯腰及下蹲时疼痛加重，此时背部肌肉处于绷紧牵拉状态，结合疼痛部位，考虑由棘肌痉挛引起。C_2 棘突是多处棘肌起止点，故选择 C2 棘突两侧松解棘肌，以消除背部肌肉张力，从而减轻疼痛。

四、腰椎间盘突出症案例

┌─────────────────────┐
│ **腰椎间盘突出症案例一** │
└─────────────────────┘

患者，女，44 岁。主诉：腰骶、左髋关节疼痛 3 个月余。查体：$T_1 \sim T_6$ 棘突两侧压痛，$L_5 \sim S_1$ 棘突两侧压痛。腰椎 MRI：腰椎轻度骨质增生，T_{11} 椎体内小血管瘤，L_5/S_1 椎间盘轻度中央后型突出，骶尾部软组织稍肿胀。

诊断：腰椎间盘突出症。

处理部位：T_4 棘突左侧。

腰椎间盘突出症案例一针刀操作图解见图 3-28。

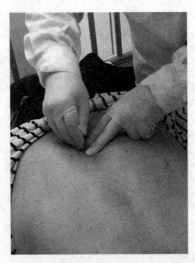

图 3-28　腰椎间盘突出症案例一针刀操作图解

效果：疼痛缓解。

针刀思路：患者腰骶、左髋关节疼痛，查体可见上胸椎及腰椎均有压痛，考虑后面的背阔肌、竖脊肌、多裂肌等痉挛，压迫腰骶部神经出口，导致临床症状。人体不同区域之间存在相互联系，腰部区域的力学结构改变，会影响颈胸部的活动。T_4 是多个背部肌群的起止点重叠处，是瘢痕、粘连容易发生的位置，故选择 T_4 棘突左侧松解后面的肌肉，减轻肌肉对神经出口的压迫，缓解疼痛。

腰椎间盘突出症案例二

患者，女，72 岁。主诉：腰痛伴右侧臀部疼痛 2 个月。腰部疼痛牵扯右下肢后面疼痛，跛行，夜间疼痛及翻身疼痛，咳嗽、打喷嚏、右下肢向下蹬时疼痛加重。查体：双侧"4"字试验阳性，$T_4 \sim T_6$ 棘突两侧压痛，$L_2 \sim L_3$ 棘突右侧压痛，右侧梨状肌压痛，右股骨内侧髁压痛。腰椎 MRI：①腰椎退行性改变；②$L_1 \sim S_1$ 椎间盘变性；③$L_5 \sim S_1$ 椎间盘中央后型突出；④$L_2 \sim L_5$ 椎间盘膨出；⑤腰背部软组织肿胀；⑥S_2 平面骶管小囊肿。

诊断：腰椎间盘突出症。

处理部位：L_3 横突右侧。

腰椎间盘突出症案例二针刀操作图解见图 3-29。

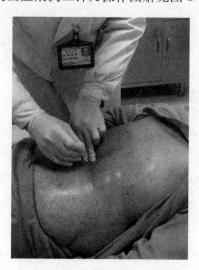

图 3-29　腰椎间盘突出症案例二针刀操作图解

效果：右下肢疼痛稍有缓解。

针刀思路：患者右侧腰臀部疼痛，翻身、咳嗽等腹压增加时疼痛加重，考虑由腰方肌损伤所致。腰方肌起于第 12 肋下缘及 $L_1 \sim L_4$ 横突，止于髂嵴。患者牵扯右下肢后面疼痛，疼痛主要为坐骨神经支配区域，坐骨神经起于骶丛。结合患者查体，故选择右侧 L_3 横突松解腰方肌，同时减轻对 L_4 神经根的压迫。

腰椎间盘突出症案例三

一诊如下。

患者，女，55 岁。主诉：腰痛 10 余年，左小腿外侧疼痛、麻木 2 个月。查体：左侧"4"字试验阳性，左下肢直腿抬高试验 40°（阳性），双侧喙突压痛，双侧胸锁乳突肌胸骨头、锁骨头压痛，$C_2 \sim C_5$ 棘突两侧压痛，$T_2 \sim T_{12}$ 棘突左侧压痛，L_3 棘突左侧压痛，$L_2 \sim L_4$ 棘突叩痛。

诊断：腰椎间盘突出症。

处理部位：双侧喙突。

腰椎间盘突出症案例三（一诊）针刀操作图解见图 3-30。

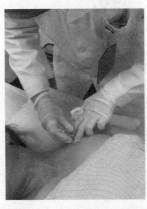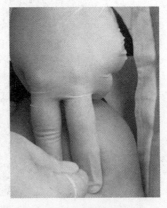

图 3-30　腰椎间盘突出症案例三（一诊）针刀操作图解

效果：腰病及左小腿疼痛减轻，左下肢直腿抬高试验 60°（阳性）。

针刀思路：患者腰痛，伴左小腿外侧疼痛、麻木。左小腿的支配神经来源于腓总神经，而腓总神经是坐骨神经的一分支，起源于骶丛。患者为老年女性，腰痛时间长，查体见多位颈椎、胸椎、腰椎压痛，考虑存在背阔肌、竖脊肌、半棘肌等肌肉的慢性损伤。软组织的慢性损伤最易产生瘢痕、粘连、挛缩，导致对相应神经的卡压，造成神经支配区域的血供障碍，出现一系列的感觉和运动功能障碍。与此同时，当人体软组织发生纤维性改变时，其力学性能也会发生改变，脊柱前后的力学平衡被打破，随之出现胸小肌、胸大肌、胸锁乳突肌的挛缩。结合患者查体，故选择双侧喙突松解前面的胸小肌，缓解挛缩，进而解除后面肌肉的痉挛，减轻对神经的卡压。

二诊如下。

主诉：腰痛 10 余年，左小腿外侧疼痛、麻木 2 个月。一诊针刀操作后腰痛及左小腿疼痛减轻 50%，麻木明显缓解。查体：脊柱侧弯，上胸椎向右，下胸椎向左，左小腿外侧麻木、压痛。

处理部位：T_6 棘突左侧、T_{11} 棘突右侧。

腰椎间盘突出症案例三（二诊）针刀操作图解见图 3-31。

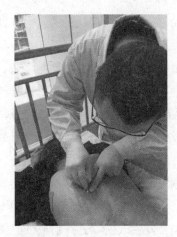

图 3-31　腰椎间盘突出症案例三（二诊）针刀操作图解

效果：左小腿疼痛减轻。

针刀思路：患者脊柱侧弯，上胸椎向右，下胸椎向左，根据人体弓弦力学理论，上胸椎右侧定义为"弓"，左侧定义为"弦"，下胸椎左侧定义为"弓"，右侧定义为"弦"。下胸椎左侧张力高，造成棘肌、半棘肌痉挛压迫神经出口，故而出现以上临床症状。治疗思路是脊柱矫形，使脊柱正而两侧肌肉达到平衡。故选择脊柱侧弯处"弦"的一侧进行矫正。

三诊如下。

主诉：左臀部疼痛，久坐（10 分钟左右）后左臀部及腰部疼痛加重，开步困难，翻身疼痛。一诊、二诊针刀操作后腰痛及左小腿疼痛、麻木已缓解。查体：左髋关节过屈、过伸，左侧"4"字试验阳性，双侧腹股沟中点压痛（左侧明显），左侧股骨大转子叩击痛，脊柱侧弯，上胸椎向右，下胸椎向左，左侧梨状肌压痛，左侧 L_3 横突压痛。

处理部位：左侧 L_3 横突（L_3 横突综合征）。

腰椎间盘突出症案例三（三诊）针刀操作图解见图 3-32。

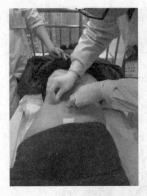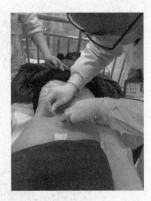

图 3-32　腰椎间盘突出症案例三（三诊）针刀操作图解

效果：左臀部疼痛明显缓解。

针刀思路：患者左臀部疼痛、久坐后开步困难，查体可见左髋关节过屈、过伸，左侧"4"字试验阳性。屈髋的主要参与肌肉为髂腰肌，髂腰肌由腰大肌和髂肌构成，腰大肌起自腰椎体的侧面和横突，髂肌起自髂窝。两肌相结合，经腹股沟韧带的深处下至髋关节的前面而止于股骨小转子。患者左侧 L_3 横突压痛，考虑左侧 L_3 横突周围有无菌性炎症刺激腰大肌、腰方肌、L_4 神经根等，引起腰臀部疼痛，故选择左侧 L_3 横突治疗。

┌─────────────────────────┐
│　**腰椎间盘突出症案例四**　│
└─────────────────────────┘

患者，男，60 岁。主诉：反复腰臀部伴右下肢疼痛 3 年余，加重 10 余天。主要以右小腿外侧疼痛为主，翻身、咳嗽、平躺时疼痛加重，步行几步即感疼痛，跛行。发现血压升高 2 个月。查体：左侧"4"字试验阳性，牵扯右臀部疼痛，脊柱侧弯，右侧 L_3 横突肥大、压痛，右侧梨状肌压痛。

诊断：腰椎间盘突出症。

处理部位：右侧 L_3 横突。

腰椎间盘突出症案例四针刀操作图解见图 3-33。

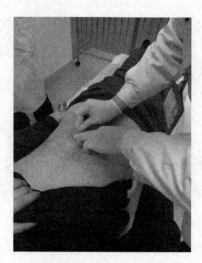

图 3-33　腰椎间盘突出症案例四针刀操作图解

效果：疼痛减轻 80%～90%。

针刀思路：患者腰臀部伴右下肢疼痛，腹压增加时（翻身、咳嗽等）疼痛加重，考虑腰方肌损伤所致。腰方肌起于第 12 肋及 L_1～L_4 横突，止于髂嵴。查体可见右侧 L_3 横突肥大、压痛，故选择右侧 L_3 横突松解腰方肌。

五、L_3 横突综合征案例

患者，男，49 岁。主诉：腰痛 1 周。左侧胀痛为主，左侧屈明显疼痛。查体：左侧 L_3 横突压痛。

诊断：L_3 横突综合征。

处理部位：左侧 L_3 横突。

L_3 横突综合征案例针刀操作图解见图 3-34。

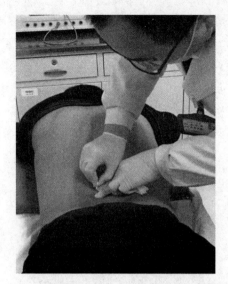

图3-34 L₃横突综合征案例针刀操作图解

效果：疼痛明显缓解。

针刀思路：患者腰痛，左侧屈疼痛、明显受限，查体可见右侧 L_3 横突压痛，考虑 L_3 横突周围有无菌性炎症刺激腰大肌、腰方肌、L_4 神经根等，引起腰部疼痛，故选择右侧 L_3 横突为进针点松解局部痉挛的肌肉。

六、全脊柱退行性改变案例

┌─────────────────────────┐
│ **全脊柱退行性改变案例一** │
└─────────────────────────┘

患者，男，51岁。主诉：腰部酸胀痛2年。弯腰时腰部酸胀痛，腰椎活动度基本正常，久坐（1小时）后酸胀加重，步行约几十米后自觉双足掌发热、发烫。查体：腰椎活动度基本正常，双侧胸锁乳突肌锁骨头、胸骨头压痛，C_3 棘突左侧压痛，T_3 棘突左侧压痛，左侧 L_3 横突压痛。

诊断：全脊柱退行性改变。

处理部位：右侧胸锁乳突肌胸骨头。

全脊柱退行性改变案例一针刀操作图解见图 3-35。

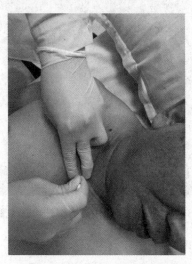

图 3-35　全脊柱退行性改变案例一针刀操作图解

效果：腰部酸胀减轻。

针刀思路：患者腰部酸胀痛，查体可见前面胸锁乳突肌有压痛、颈椎、胸椎、腰椎均有压痛。软组织慢性损伤后，局部会出现挛缩、粘连、堵塞，导致肌肉缺血、缺氧而发生疼痛。软组织改变会影响整个人体力学结构，背部竖脊肌、多裂肌、半棘肌痉挛，导致胸锁乳突肌、胸大肌、胸小肌等肌肉紧张。根据生物力学平衡理论，选择松解右侧胸锁乳突肌胸骨头减轻前面肌肉的挛缩，从而缓解后面肌肉的痉挛，达到脊柱生物力学平衡。

┌─────────────────────────┐
│ 全脊柱退行性改变案例二 │
└─────────────────────────┘

患者，女，45 岁。主诉：腰痛 10 余年，加重半个月。腰部胀痛，需吃镇痛药，有喉炎病史，曾行手术治疗（具体不详）。

查体：双侧喙突、双侧胸锁乳突肌胸骨头压痛，全脊柱广泛压痛。

诊断：全脊柱退行性改变。

处理部位：①双侧胸锁乳突肌胸骨头；②双侧喙突；③T_7棘突右侧。

全脊柱退行性改变案例二针刀操作图解见图 3-36。

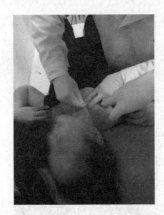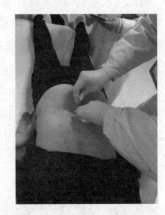

图 3-36　全脊柱退行性改变案例二针刀操作图解

效果：前屈腰痛缓解。

针刀思路：患者腰痛病程长，查体示全脊柱广泛压痛，考虑后部竖脊肌、多裂肌、髂腰肌的慢性损伤。当人体软组织发生适应性改变时，组织的力学性能会发生改变，影响运动系统的力学平衡，因此出现前面胸小肌、胸大肌、胸锁乳突肌的痉挛。结合患者既往喉炎手术病史（具体不详），考虑喉部周围软组织的瘢痕、粘连及挛缩，故选择胸锁乳突肌胸骨头、喙突松解前面的肌肉，进一步选择 T_7 棘突右侧、L_4 棘突右侧松解后面的肌肉，使前后肌肉力量重新达到平衡而减轻疼痛。

第四节　其他疾病

一、颈源性头痛案例

患者，女，69岁。主诉：反复头痛半年，以右侧头痛为主，呈阵发性胀痛，每次头痛10余分钟，能自行缓解。既往有高血压、颈椎病病史。查体：右侧枕大神经压痛。

诊断：颈源性头痛。

处理部位：①枕外隆凸右下方1.5cm处上、下项线之间；②T_4棘突右侧。

颈源性头痛案例针刀操作图解见图3-37。

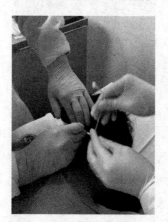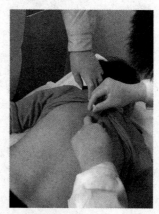

图3-37　颈源性头痛案例针刀操作图解

效果：头痛稍有缓解。

针刀思路：患者既往有高血压及颈椎病病史，常有头晕症状，考虑慢性脑供血不足。颅脑血液供应主要来自椎-基底动脉。患者患颈椎病，颈部肌肉痉挛，压迫椎动脉，影响颅脑供血，故引起头晕。颈部痉挛肌肉主要有斜方肌、头半棘肌、头夹肌，而此三块肌肉均有止点或起点在上、下项线之间，患者亦有此处压痛。为缓解颈部肌肉痉挛、改善颅脑供血、缓解头晕，选择此处治疗。斜方肌、头半棘肌、头夹肌在胸椎亦有共同的起点或止点，故选择 T_4 棘突右侧缓解颈部肌肉痉挛、改善颅脑供血、缓解头晕。

二、慢性鼻炎案例

一诊如下。

患者，女，46 岁。主诉：鼻塞 1 年余。早晨 10 点以前感呼气有阻力，自觉加大呼气力度才能顺畅。查体：C_2 棘突两侧压痛，$T_3 \sim T_5$ 棘突右侧压痛。

诊断：慢性鼻炎。

处理部位：C_2 棘突右侧、T_5 棘突左侧。

效果：鼻塞缓解。

针刀思路：鼻部供血主要来源于两侧面动脉发出的上唇动脉及鼻外侧动脉，面动脉来源于椎动脉。椎动脉主要在颈椎走行，周围附着斜方肌、头颈夹肌、棘肌等肌肉，C_2、T_5 为颈部肌肉起止点重叠处，故选择松解 C_2 棘突右侧、T_5 棘突左侧减轻对椎动脉的压迫，增加面动脉血供。

二诊如下。

主诉：鼻塞 1 年余。早晨 10 点以前感呼气有阻力，自觉加大呼气力度才能顺畅。一诊针刀操作后感呼气有阻力已明显改善。查体：双侧胸锁乳突肌胸骨头压痛，C_2 棘突左侧压痛，$T_3 \sim T_5$ 棘突右侧压痛。

处理部位：右侧胸锁乳突肌胸骨头。

慢性鼻炎案例（二诊）针刀操作图解见图 3-38。

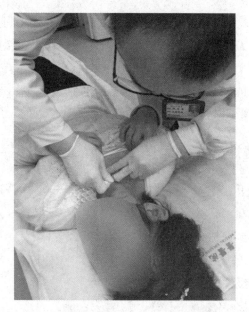

图 3-38　慢性鼻炎案例（二诊）针刀操作图解

效果：鼻塞明显缓解。

针刀思路：鼻部腺体分泌主要由颈交感神经支配，双侧胸锁乳突肌胸骨头压痛，胸锁乳突肌痉挛压迫其下的交感神经、迷走神经等，影响面部血供及腺体分泌，故选择松解右侧胸锁乳突肌胸骨头减轻对交感神经的压迫。

三、面肌痉挛案例

患者，男，58 岁。主诉：左侧面部肌肉不自主抽动 2 年。曾有颈部僵痛、头晕症状。查体：双侧胸锁乳突肌胸骨头压痛，双侧胸小肌压痛。

诊断：左侧面肌痉挛。

处理部位：左侧胸锁乳突肌胸骨头。

面肌痉挛案例针刀操作图解见图 3-39。

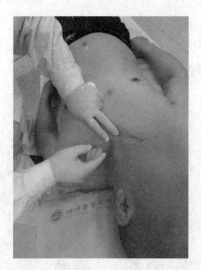

图 3-39　面肌痉挛案例针刀操作图解

效果：面部抽动可见明显缓解。

针刀思路：面肌的支配神经主要来源于面神经，面神经的血供主要来源于颈动脉及椎动脉。患者既往有颈部僵痛、头晕症状，考虑颈椎病及慢性脑供血不足。查体可见双侧胸锁乳突肌胸骨头压痛，考虑胸锁乳突肌痉挛压迫颈动脉，同时胸锁乳突肌痉挛使后面的头半棘肌、斜方肌等受牵拉而紧张，压迫椎动脉，共同影响面神经血供，故选择左侧胸锁乳突肌胸骨头松解胸锁乳突肌，解除颈动脉压迫，同时缓解后面的斜方肌、头半棘肌等的痉挛，解除椎动脉的压迫，增加面神经血供。

四、面神经炎案例

一诊如下。

患者，男，44 岁。主诉：左侧口角歪斜 1 个月。查体：口角歪向右侧，左眼闭合不全，露白约 3mm，左侧额纹、鼻唇沟变浅，无阳性压痛点。

诊断：左侧面神经炎。

处理部位：①T₃棘突两侧；②左侧胸锁乳突肌胸骨头。

面神经炎案例（一诊）针刀操作图解见图3-40。

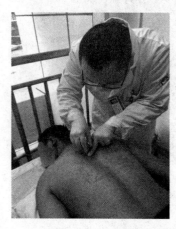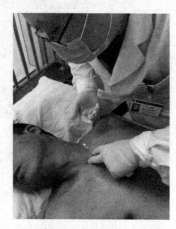

图3-40　面神经炎案例（一诊）针刀操作图解

效果：左侧面部出现潮热。

针刀思路：面肌的支配神经主要来源于面神经，面神经的血供主要来源于颈动脉及椎动脉，颈动脉前面主要有胸锁乳突肌，椎动脉后方主要有头半棘肌、斜方肌等，故治疗思路是缓解颈动脉及椎动脉的压迫，增加面神经血供，选择左侧胸锁乳突肌胸骨头松解胸锁乳突肌，解除颈动脉压迫，同时选择T₃棘突两侧缓解后面的斜方肌、头半棘肌等的痉挛，解除椎动脉的压迫，增加面神经血供。

二诊如下。

主诉：左侧口角歪斜1个月。一诊针刀操作后，口角歪斜较前好转。查体：口角歪向右侧，左眼闭合不全，左侧额纹、鼻唇沟变浅，无阳性压痛点。

处理部位：①T₅棘突左侧；②C₂棘突左侧；③左侧星状神经节。

114

面神经炎案例（二诊）针刀操作图解见图 3-41。

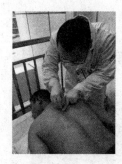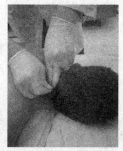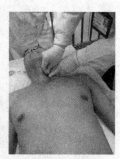

图 3-41 面神经炎案例（二诊）针刀操作图解

效果：左眼睑闭合改善。

针刀思路：面肌的支配神经主要来源于面神经，面神经的血供主要来源于颈动脉及椎动脉，颈动脉前面主要有胸锁乳突肌，椎动脉后方主要有头半棘肌、斜方肌等，故治疗思路是缓解颈动脉及椎动脉的压迫，增加面神经血供。选择 T_5 棘突左侧、C_2 棘突左侧缓解后面的斜方肌、头半棘肌等的痉挛，解除椎动脉的压迫，增加面神经血供。星状神经节是颈部神经节之一，由颈下交感神经节和第 1 胸交感神经节融合而成，位于锁骨下动脉后方，C_7 横突与第 1 肋骨颈部之前，斜角肌内侧，肺尖上方，支配眼睑肌、瞳孔开大肌、毛细血管平滑肌和汗腺等。故选择左侧星状神经节，松解颈前筋膜、颈部肌肉痉挛，解除椎动脉、颈动脉的压迫，增加面神经血供。

五、痉挛性斜颈案例

患者，男，25 岁。主诉：头颈不自主转向左侧 2 个月余。2 个月余前长时间开车，风扇对着左侧颈肩部吹，随后出现左侧颈肩部疼痛，头颈不自主转向左侧。查体：头颈不自主转向左侧，左侧喙突、左侧胸锁乳突肌胸骨头及锁骨头压痛，$T_3 \sim T_6$

棘突左侧压痛，双侧星状神经节压痛。X线检查：颈椎生理曲度变直，呈右倾改变，过伸过屈位稍显受限。

诊断：痉挛性斜颈。

处理部位：①T$_6$棘突左侧；②左侧胸锁乳突肌胸骨头；③左侧星状神经节。

痉挛性斜颈案例针刀操作图解见图3-42。

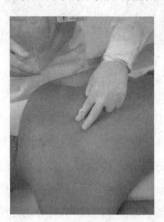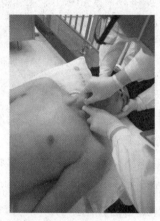

图3-42　痉挛性斜颈案例针刀操作图解

效果：左侧紧绷感稍有缓解。

针刀思路：患者头颈不自主转向左侧，结合患者发病过程及查体，考虑患者左侧胸锁乳突肌痉挛、张力高，牵扯头颈转向左侧，而左侧胸锁乳突肌痉挛可致左侧斜方肌、头颈棘肌痉挛，故选择左侧胸锁乳突肌胸骨头缓解胸锁乳突肌痉挛、T$_6$棘突左侧缓解左侧头颈棘肌痉挛。星状神经节是颈部交感神经节之一，位于椎动脉三角内（其内侧界为颈长肌外侧缘，外侧界为前斜角肌内侧缘，下界为锁骨下动脉第一段）。刺激星状神经节，一方面松解了颈前筋膜，另一方面使其支配区域内血管扩张，改善血供。故选择左侧星状神经节治疗。

六、喉神经受损案例

患者，男，49 岁。主诉：声音嘶哑半年。患者既往肺结节行全麻手术，气管插管后出现声音嘶哑，发声困难。多次外院诊治无缓解。查体：左侧颈前肌较右侧紧张，无压痛。

诊断：喉神经受损。

处理部位：①左侧星状神经节；②T_7 棘突；③第 1 肋骨；④喉突；⑤胸锁乳突肌胸骨头。

效果：声音嘶哑好转。

针刀思路：迷走神经为第 X 对脑神经（混合神经），其运动纤维起自凝核，与舌咽神经并行，穿出脑干后经颈静脉孔出颅腔，供应除软腭肌和茎咽肌以外的所有咽、喉、软腭的肌肉，感觉神经元在颈静脉孔附近的颈神经节和结状神经节。颈神经节的周围支传导一部分外耳道、鼓膜和耳廓的一般感觉，中枢支入三叉神经的脑干脊髓核。结状神经节的周围支传导咽、喉、气管、食管及各内脏的感觉，和咽、软腭、硬腭、会厌等部分的味觉。中枢支入弧束核。副交感神经起自第四脑室底部的迷走神经背核，分布于内脏。迷走神经主要支配呼吸系统、消化系统。迷走神经的喉返神经分支运动纤维支配除环甲肌以外的所有喉肌，感觉纤维分布于声门裂以下的喉黏膜。迷走神经咽支支配咽缩肌和软腭肌的活动及咽黏膜感觉。因此，当一侧迷走神经损伤时，可因患侧喉肌全部瘫痪、咽部感觉传导障碍而出现咽反射和患侧喉受刺激时咳嗽反射消失，临床表现为声音嘶哑、语言障碍、吞咽障碍或呛咳等。星状神经节是颈部交感神经节之一。颈部交感神经节位于颈血管鞘的后方、颈椎横突的前方。星状神经节多位于 C_7 横突至第 1 肋顶高度、T_1 高度或距 C_7 下缘上方 1cm，其中以 C_7 横突至第 1 肋顶高度多见。星状神经节内侧为颈长肌，外侧为前斜角肌及膈神经，前方为颈动脉鞘，下前方为锁骨下动脉第一段、椎动脉起始部、肺尖和胸膜顶，前外侧为甲状颈干、头臂静脉。椎动脉和椎静脉靠近星状神经节的上端，其深面为 C_8 经的前支，后内侧为椎动脉，后外侧为颈内干，前内侧为胸导管。故松解星状神经节，解除局部周围神经及血管的压迫，缓解咽部症状。

参考文献

[1] 张朝佑. 人体解剖学 [M]. 2 版. 北京：人民卫生出版社，1998.

[2] 姚泰. 人体生理学 [M]. 北京：人民卫生出版社，2001.

[3] 董福慧，郭振芳，张春美，等. 皮神经卡压综合征 [M]. 北京：北京科学技术出版社，2002.

[4] 朱汉章，柳百智. 针刀临床诊断与治疗 [M]. 2 版. 北京：人民卫生出版社，2009.

[5] 柏树令，应大君. 系统解剖学 [M]. 8 版. 北京：人民卫生出版社，2013.

[6] 李石良. 针刀应用解剖与临床 [M]. 北京：中国中医药出版社，2014.

[7] Frank·H. Netter. 奈特人体解剖学彩色图谱 [M]. 8 版. 张卫光，主译. 北京：人民卫生出版社，2023.

[8] 陈杰，周桥. 病理学 [M]. 3 版. 北京：人民卫生出版社，2015.

[9] 郭长青. 针刀医学 [M]. 2 版. 北京：中国中医药出版社，2017.

[10] 郭长青，张义. 针刀疗法图解 [M]. 北京：化学工业出版社，2018.